V. S. Prasad
N. V. S. Surya Narayana

Atitude dos médicos em relação à utilização de medicamentos genéricos

V. S. Prasad
N. V. S. Surya Narayana

Atitude dos médicos em relação à utilização de medicamentos genéricos

ScienciaScripts

Imprint

Cover image: www.ingimage.com

This book is a translation from the original published under ISBN 978-3-659-89169-4.

Publisher:
Sciencia Scripts
is a trademark of
Dodo Books Indian Ocean Ltd. and OmniScriptum S.R.L publishing group

120 High Road, East Finchley, London, N2 9ED, United Kingdom
Str. Armeneasca 28/1, office 1, Chisinau MD-2012, Republic of Moldova, Europe
Managing Directors: Ieva Konstantinova, Victoria Ursu
info@omniscriptum.com

Printed at: see last page
ISBN: 978-620-8-55681-5

Atitudes dos médicos relativamente à utilização de medicamentos genéricos no distrito de Vizianagaram

Por

Dr. V. Siva Prasad

MBBS, F.C.G.P, F.DIAB, D.N.H.E, D.M.C.H, D.I.H, D.F.M.(Colombo), Dip.Diab, D.F.H., M.Sc(Applied Psychology). M.Sc(Microbiologia), M.Phil(Psicologia), M.Phil(Microbiologia), M.H.Sc(Diab), L.L.B.

GUIA DE PESQUISA

Dr. N.V.S.Suryanarayana

MS (Sex.), M.Sc (Appl.Psy), M.Sc (Chem), M.Sc (IT), M.Sc (Geo), M.Ed, M.A (Philo.), M.A (Eng), M.A (Tel.), M.A (C.C&E), B. Li.Sc, PGDG&C, PGDCA, PGDEPM, PGDIPM, PGDYE, PGDSE&IP, CFA, CC HV/AIDS, CPFN, CIG, CYC, Li.Sc.Li.Sc, PGDG&C, PGDCA, PGDEPM, PGDIPM, PGDYE, PGDSE&IP, CFA, CC HV/AIDS, CPFN, CIG, CYC, NET, SLET, M.Phil, Ph.D

Índice :

1 IMPORTÂNCIA DO ESTUDO

A palavra "genérico" aplica-se ou refere-se a toda uma classe ou grupo; geral. Biologia de, relativo a, ou pertencente a um género o nome genérico, enquanto genérico designa o nome não exclusivo de um medicamento, produto alimentar, etc.

Quando uma empresa farmacêutica comercializa um medicamento pela primeira vez, fá-lo geralmente ao abrigo de uma patente que autoriza apenas a empresa farmacêutica que desenvolveu o medicamento a vendê-lo.

Os medicamentos genéricos podem ser legalmente produzidos para medicamentos cuja patente expirou: 1) a patente expirou, 2) o fabricante genérico certifica que as patentes do fabricante da marca são inválidas, inaplicáveis ou não serão infringidas, 3) para medicamentos que nunca foram patenteados, ou 4) em países onde uma ou mais patentes não estão em vigor.
A expiração de uma patente retira ao seu titular o monopólio de licenciamento da venda de medicamentos.

O tempo de vida de uma patente varia de país para país e, geralmente, não há forma de renovar uma patente depois de esta ter expirado.

Uma nova versão do medicamento com modificações significativas da molécula poderia ser patenteada, mas isso exigiria novos ensaios clínicos.

Além disso, uma patente sobre um composto modificado não impede a venda de versões genéricas do medicamento original, a menos que as autoridades reguladoras retirem o medicamento original do mercado.

Isto permite à empresa recuperar o custo do desenvolvimento desse medicamento específico. Uma vez expirada a patente de um medicamento, qualquer empresa farmacêutica pode fabricá-lo e vendê-lo.

Como o medicamento já foi testado e aprovado, o custo do seu fabrico representa apenas uma fração do custo inicial dos testes e do seu desenvolvimento.

Os medicamentos genéricos são opções importantes que proporcionam um melhor acesso aos cuidados de saúde a todos os indianos. São cópias dos medicamentos de marca e são idênticos a estes em termos de forma de dosagem, segurança, posologia, via de administração, qualidade, caraterísticas de desempenho e utilização prevista.

Atualmente, quase 8 em cada 10 receitas médicas aviadas na Índia são de medicamentos de marca. A utilização de medicamentos genéricos é extremamente baixa devido ao facto de alguns medicamentos populares já não estarem protegidos por uma patente.

Os medicamentos genéricos são geralmente vendidos a preços muito mais baixos do que os seus equivalentes de marca. Uma das razões para o preço relativamente baixo dos medicamentos genéricos é o facto de a concorrência entre produtores aumentar quando os medicamentos deixam de estar protegidos por patentes. As empresas incorrem em menos custos na criação de medicamentos genéricos (apenas o custo de fabrico, em vez de todos os custos de desenvolvimento e ensaio) e podem, por conseguinte, manter a sua rentabilidade a um preço mais baixo. Os preços são suficientemente baixos para que os utilizadores de muitos países menos prósperos os possam pagar. Por exemplo, a Tailândia importou milhões de doses de uma versão genérica do medicamento para diluir o sangue Plavix (utilizado para prevenir ataques cardíacos), a um preço de 30 rupias por dose, dos países ocidentais, os principais fabricantes de medicamentos genéricos.

Quando a proteção por patente de um medicamento de marca expira, podem ser colocadas à venda versões genéricas desse medicamento se o Conselho Médico da Índia (MCI) der a sua aprovação; "os medicamentos genéricos são geralmente mais baratos do que os medicamentos de marca".

O MCI explica que um medicamento genérico é uma cópia com a mesma qualidade, força, pureza e estabilidade que o medicamento de marca. Os fabricantes de genéricos produzem medicamentos mais baratos porque não investem dinheiro em investigação e desenvolvimento ou em marketing e podem transferir as poupanças para os consumidores.

Ao abrigo da legislação sobre marcas registadas, o tamanho, a cor e a forma de um comprimido são protegidos da mesma forma que o nome de um comprimido de marca. Os medicamentos genéricos devem ser diferentes em termos de tamanho, forma e cor, mas contêm o mesmo medicamento. Um medicamento genérico indica algures no frasco ou na documentação da farmácia que foi substituído pelo nome de marca.

Os medicamentos genéricos não demoram mais tempo a fazer efeito, não são de qualidade inferior, estão sujeitos ao mesmo controlo de qualidade rigoroso e só em casos raros é que os medicamentos genéricos têm efeitos secundários diferentes dos medicamentos de marca.

Os profissionais de saúde e os consumidores podem ter a certeza de que os medicamentos genéricos aprovados pelo MCI (Conselho Médico da Índia) cumprem as mesmas normas rigorosas que o medicamento original. Todos os medicamentos genéricos aprovados pelo MCI e pela Associação do Conselho Médico Indiano (IMCA) têm a mesma qualidade, força, pureza e estabilidade que os medicamentos de marca. Além disso, os locais de fabrico, embalagem e ensaio dos medicamentos genéricos devem cumprir as mesmas normas de qualidade que as dos medicamentos de marca.

Os medicamentos genéricos são um instrumento fundamental para os governos apoiarem os seus sistemas de saúde e controlarem as despesas farmacêuticas. Esta contribuição dos medicamentos genéricos para a sustentabilidade dos sistemas de saúde pública foi reconhecida por fóruns farmacêuticos de alto nível: "Os medicamentos genéricos permitem obter tratamentos semelhantes a custos mais baixos para os doentes e para os pagadores, libertando simultaneamente orçamentos para o financiamento de novos medicamentos inovadores". A Organização Mundial de Saúde (OMS) salienta igualmente as potenciais poupanças que podem ser efectuadas através da mudança de produtos de marca para equivalentes genéricos.

Este facto realça a importância de se obter uma visão dos preços dos medicamentos genéricos na Índia, onde a fixação de preços é uma responsabilidade nacional dos Estados-Membros e do governo indiano. O objetivo do presente estudo é analisar a utilização de medicamentos genéricos na Índia. Para tal, fornecerá dados sobre os níveis de preços dos medicamentos genéricos na Índia e os factores que os influenciam, bem como uma panorâmica da literatura internacional sobre as políticas de preços dos genéricos e o seu impacto. Ao abordar as políticas de fixação de preços dos medicamentos genéricos, este estudo pretende centrar-se na opinião dos médicos da cidade de Vizianagaram, através de um questionário, sobre a prescrição de medicamentos genéricos e o seu impacto na sua profissão.

2 A INDÚSTRIA FARMACÊUTICA NA ÍNDIA :

A indústria farmacêutica indiana ocupa o terceiro lugar no mundo em termos de volume e o décimo quarto em termos de valor. De acordo com o Departamento de Produtos Farmacêuticos do Ministério dos Produtos Químicos e Fertilizantes, o volume de negócios total da indústria farmacêutica indiana entre 2008 e setembro de 2009 foi de 21,04 mil milhões de dólares, enquanto o mercado interno representou 12,26 mil milhões de dólares. Prevê-se que as vendas de todos os tipos de medicamentos no país atinjam cerca de 19,22 mil milhões de dólares em 2012.

As exportações de produtos farmacêuticos da Índia aumentaram de 6,23 mil milhões de dólares em 2006-2007 para 8,7 mil milhões de dólares em 2008-2009, uma taxa de crescimento anual combinada de 21,25%. De acordo com a PricewaterhouseCoopers (PWC) em 2010, a Índia estará entre os 10 principais mercados farmacêuticos do mundo em termos de vendas até 2020, com um valor de até 50 mil milhões de dólares. As principais empresas farmacêuticas incluem a Ranbaxy, a Cipla, a Sun, a Cadila Healthcare e a Piramal Healthcare.

O governo começou a incentivar o crescimento do fabrico de medicamentos por empresas indianas no início da década de 1960 e com a Lei das Patentes em 1970. No entanto, a liberalização da economia na década de 1990 pelo antigo Primeiro-Ministro P.V. Narasimha Rao e pelo então Ministro das Finanças Dr. Manmohan Singh permitiu que a indústria se tornasse naquilo que é atualmente. A Lei das Patentes aboliu as patentes de composição para alimentos e medicamentos e, embora tenha mantido as patentes de processo, o seu prazo foi reduzido de sete para cinco anos.

A falta de proteção das patentes tornou o mercado indiano indesejável para as multinacionais que o dominavam, que se retiraram em massa. As empresas indianas criaram um nicho para si próprias nos mercados indiano e mundial graças à sua experiência em engenharia inversa de novos processos de fabrico de medicamentos a baixo custo. Embora algumas grandes empresas tenham dado pequenos passos no sentido da inovação de medicamentos, a indústria no seu conjunto tem seguido este modelo de negócio até aos dias de hoje.

A indústria biofarmacêutica indiana cresceu 17%, com receitas de 137 mil milhões de rupias (3 mil milhões de dólares) no ano fiscal de 2009-10, em comparação com o ano anterior. Os produtos biofarmacêuticos foram o principal contribuinte, gerando 60% do crescimento da indústria, com 8,829 mil milhões de rupias, seguidos dos serviços biológicos, com 2,639 mil milhões de rupias, e dos bio-agrícolas, com 1,936 mil milhões de rupias.

O número de empresas farmacêuticas indianas puras é bastante reduzido. A indústria farmacêutica indiana é principalmente explorada e controlada por empresas estrangeiras dominantes com filiais na Índia, devido à disponibilidade de mão de obra barata na Índia. Em 2002, mais de 20 000 fabricantes de medicamentos registados na Índia venderam preparações e medicamentos a granel no valor de 9 mil milhões de dólares. 85% destas preparações foram vendidas na Índia, enquanto mais de 60% dos medicamentos a granel foram exportados, principalmente para os Estados Unidos e a Rússia. A maioria dos intervenientes no mercado são pequenas e médias empresas; 250 das maiores empresas controlam 70% do mercado indiano. Graças à lei das patentes de 1970, as multinacionais representam atualmente apenas 35% do mercado, contra 70% há trinta anos.

A maior parte das empresas farmacêuticas que operam na Índia, mesmo as multinacionais, empregam quase exclusivamente indianos, desde o escalão mais baixo até aos quadros superiores. Tal como a estrutura social, as empresas são altamente hierarquizadas. As empresas farmacêuticas locais, como muitas outras empresas na Índia, são frequentemente uma mistura de empresas públicas e privadas. Embora muitas destas empresas sejam públicas, a gestão é passada de pai para filho e a família fundadora detém a maioria das acções.

APOIO GOVERNAMENTAL :

O governo indiano criou o Departamento de Biotecnologia em 1986, sob a égide do Ministério da Ciência e Tecnologia. Desde então, o governo central e os vários estados concederam uma série de isenções para encorajar o crescimento do sector. O Ministério da Ciência da Índia lançou um programa que prevê incentivos fiscais e subsídios para as empresas de biotecnologia em fase de arranque e para as que pretendem expandir-se, e criou a Biotechnology Parks Society of India para apoiar dez parques de biotecnologia até 2010. Anteriormente limitada a roedores, a experimentação animal foi alargada a animais de grande porte por iniciativa do Ministro. Os Estados começaram a trabalhar em conjunto para atrair empresas de biotecnologia, oferecendo benefícios como a isenção do IVA e de outros impostos, assistência financeira para patentes e subsídios para tudo, desde investimentos a terrenos e serviços públicos.

DESAFIOS :

O sector da biotecnologia enfrenta grandes desafios na sua busca de crescimento. O principal deles é a falta de financiamento, especialmente para as empresas em fase de arranque. As fontes de financiamento mais prováveis são os subsídios governamentais e o capital de risco, que é um sector relativamente jovem na Índia. Os subsídios governamentais são difíceis de obter e, devido ao elevado custo e à natureza incerta da investigação biotecnológica, os investidores de capital de risco estão relutantes em investir em empresas que ainda não desenvolveram um produto comercialmente viável.

O Governo abordou a questão dos candidatos com formação mas sem qualificações no seu projeto de estratégia nacional de desenvolvimento da biotecnologia. O plano inclui uma proposta de criação de um grupo de trabalho nacional para colaborar com o sector da biotecnologia na revisão do currículo dos estudos de licenciatura e pós-graduação em ciências da vida e biotecnologia. A estratégia do governo inclui também o aumento do número de bolsas de doutoramento concedidas pelo Ministério da Biotecnologia para 200 por ano. Estes recursos humanos serão ainda melhor explorados graças a uma "Bio-Edu-Grid" que reunirá os recursos das comunidades científicas académicas e industriais, como acontece nos Estados Unidos.

DECISÕES LEGISLATIVAS :

S.Srinivasan revelou que, em 12 de março de 2012, o Controlador de Patentes, numa decisão histórica bem fundamentada, concedeu à Natco-Pharma, sediada em Hyderabad, uma licença obrigatória (CL) sobre o tosilato de sorafenib, um medicamento anticancerígeno fabricado pelo titular da patente, a Bayer. A Bayer tinha recorrido desta decisão. A recente decisão do Intellectual Property Appellate Board (IPAB), sediado em Chennai, confirma a decisão, sustentando essencialmente os argumentos da decisão anterior. A Natco já tinha sido objeto de uma recusa de licença voluntária por parte da Bayer, o que reforçou os motivos para a concessão do CL. A decisão anterior baseava-se na secção 84 (1) (a, b e c) da Lei das Patentes, que estabelece que, após três anos da concessão de uma patente, pode ser concedida uma licença voluntária a qualquer requerente por um dos seguintes motivos (a) as necessidades razoáveis do público relativamente à invenção patenteada não foram satisfeitas, ou (b) a invenção patenteada não está disponível para o público a um preço razoavelmente acessível, ou (c) a invenção patenteada não é "trabalhada" (fabricada de forma satisfatória) no território da Índia. A versão de marca do sorafenib da Bayer, o Nexavar, custava aos doentes 2,80 lakhs por mês para 120 comprimidos (ou 33,65 lakhs por ano), enquanto a versão genérica era oferecida pela Natco por 8 880 Rs por uma dose mensal. A Cipla, que estava a comercializar o medicamento a um preço que custava aos doentes cerca de 30 000 rupias por uma dose mensal, reduziu esse preço para menos de 7 000 rupias por mês. É evidente que a versão da Bayer do sorafenib era demasiado cara e, por conseguinte, considerada inacessível. O IPAB também reconheceu que as exigências razoáveis do público não estavam a ser satisfeitas e que a patente não estava a ser explorada na Índia. O termo "exploração da patente" não está definido na Lei das Patentes. O IPAB aceitou que "exploração" poderia significar importação em determinadas circunstâncias. Mas não é claro porque é que a Bayer não podia fabricar o medicamento na Índia, se a Natco e a Cipla podiam. Os CLs estão, sejamos claros, bem dentro dos limites dos acordos TRIPS e Doha. Não podemos deixar de exortar o Governo indiano a emitir os CL para todos estes medicamentos úteis, tais como os medicamentos anticancerígenos - trastuzumab, ixabepilone e dasatinib - e muitos outros para a SIDA, etc., em vez de proceder de forma fragmentada (como aparentemente aconselha o Departamento de Política e Promoção Industrial). Todos estes medicamentos são incomportáveis. Um comité do Departamento de Produtos Farmacêuticos propôs uma fórmula para negociar os preços dos medicamentos patenteados.

A fórmula proposta é ilógica. Mais importante ainda, uma vez que concordamos em negociar os preços, a lógica da emissão de CLs torna-se fraca. Na verdade, trata-se de uma tentativa de matar, de facto, se não mesmo dejurar, a lei sobre a concessão de CLs. (S.Srinivasan (2013) "Should generic versions of Bayer's Nexavar be permitted? - YES", artigo publicado no Businessline, 8 de março de 2013).

AS VANTAGENS E DESVANTAGENS DOS PRODUTOS GENÉRICOS NA METICINA GENÉRICA NA ÍNDIA :

Alguns estados da União Indiana estão a dar grande ênfase aos medicamentos genéricos para substituir os medicamentos de marca caros e fazer baixar os preços dos medicamentos essenciais. A comunidade médica, no entanto, é cautelosa na sua avaliação da iniciativa - é "louvável", dizem, mas pode ser difícil de sustentar a longo prazo. O processo de introdução de medicamentos genéricos nos hospitais públicos em alguns Estados indianos/Territórios da União através da abertura de lojas de preço justo no âmbito de uma parceria público-privada (PPP). Estas lojas vendem os medicamentos genéricos com um desconto considerável em relação ao preço máximo de venda a retalho (PMR), o que granjeia o apoio do público, mas desagrada a um grande número de vendedores de medicamentos. O Governo anunciou a abertura de farmácias com preços mais justos. Os medicamentos genéricos custam menos do que os medicamentos de marca, e a diferença de preço deve-se principalmente à ausência de custos de marketing incorridos pelas empresas farmacêuticas para os seus produtos. A loja de preços justos no Seth Sukhlal Karnani Memorial Hospital (SSKM), o único hospital público de super-especialidade no Estado, vende medicamentos genéricos com um desconto de 67,25%. Esta é a oitava loja deste género no Estado. O Ministério da Saúde pediu às lojas que armazenassem 142 tipos de medicamentos genéricos, com o objetivo de lançar 35 lojas de preços justos na primeira fase. Além disso, as farmácias não dispõem de farmacêuticos formados que possam dar aos clientes os medicamentos corretos, caso os médicos receitem medicamentos genéricos. A experiência de alguns Estados mostra que há motivos para prudência. O conceito existente revela que "quando um médico prescreve um medicamento de marca, a responsabilidade recai sobre ele, mas quando prescreve medicamentos com nomes genéricos, a responsabilidade de fornecer os medicamentos corretos recai sobre o farmacêutico, que muitas vezes não é mais do que um comerciante". Trata-se, portanto, de uma questão de saúde pública. Os Estados de Bengala Ocidental e Rajasthan implementaram com sucesso a política de promoção de medicamentos genéricos de baixo custo. A associação de farmacêuticos do Estado, que antes estava zangada, pediu agora aos seus membros que vendessem medicamentos genéricos com um desconto superior às taxas reduzidas, em lojas que cobram preços justos.

Em primeiro lugar, os médicos têm de começar a prescrever nomes genéricos. Não seria difícil para um farmacêutico fornecer medicamentos genéricos de uma só molécula, mas surgiriam dificuldades no caso dos produtos combinados. Os médicos dos hospitais públicos estavam a prescrever medicamentos para doentes graves que não estavam atualmente disponíveis nos pontos de venda a retalho a preços razoáveis. Era difícil tratar doentes graves com estes medicamentos específicos, enquanto as lojas de preços justos também vendiam medicamentos a preços variáveis nos Estados, especialmente em Calcutá e em todos os distritos de Bengala Ocidental. **SLOGAN PÚBLICO PARA OS PROBLEMAS DE SAÚDE:**

Quando o governo indiano autorizou recentemente licenças obrigatórias para dois medicamentos extremamente caros contra o cancro, o júbilo não se limitou à Índia. Tal como os seus homólogos indianos, os activistas da saúde pública de todo o mundo saudaram a decisão.

É assim que a Índia e a sua escala são importantes para os cuidados de saúde dos pobres do mundo. De facto, o governo não fez nada de extraordinário. Decidiu discretamente quebrar as patentes de dois medicamentos que salvam vidas e que são demasiado caros. Um deles, que custa cerca de 2,8 milhões de rupias, está agora disponível por menos de 7.000 rupias. O outro ainda não é fabricado na Índia, mas quando estiver disponível não deverá custar mais de 10% do seu preço atual. A questão levantada por Yusuf Hamied, da CIPLA, numa entrevista de despedida ao *Business Standard* é adequada neste caso: As políticas da Índia devem ser adaptadas aos indianos e o país deve ter o direito automático de quebrar patentes numa emergência nacional. Como exemplo, menciona a tuberculose multirresistente (MDR-TB) como uma emergência nacional e a necessidade de produzir versões genéricas de medicamentos disponíveis nas multinacionais para combater esta doença. Conta que uma multinacional estava a trabalhar num medicamento para venda na Índia e que a

CIPLA queria fazer uma parceria com ela, mas a multinacional não estava disposta a fazê-lo. Na sua opinião, esta é a situação ideal para o governo indiano emitir uma licença obrigatória (quebrar a patente) e permitir que as empresas indianas façam cópias genéricas que não custariam mais do que uma fração do medicamento original.

A Índia, com uma população de mais de mil milhões de habitantes, tem o maior número de pessoas doentes do mundo, com todas as doenças combinadas, transmissíveis e não transmissíveis, mas os governos central e estatal nem sequer tentam reconhecer mais de 20% delas. A maioria é abandonada e condenada.

No final do ano passado, Jairam Ramesh disse exatamente a mesma coisa quando lamentou o colapso do sistema de saúde pública do país. Afirmou que até o Bangladesh e o Quénia eram melhores do que nós e que os custos médicos eram a principal razão para o endividamento nas zonas rurais.

Os indianos estão num beco sem saída. Terão de gastar cada vez mais dinheiro inexistente em cuidados de saúde porque a única opção disponível para a maioria deles (70-80%) é o sector privado, que é um campo ganancioso e autossuficiente por direito próprio.

O que os mandarins da Comissão de Planeamento e os manda-chuvas da UPA não compreendem é que, no final, a falta de saúde dos nossos concidadãos também os apanhará. Perdemos pessoas importantes para as doenças dos pobres que escalaram os seus muros altos. Se não construírem estufas impossíveis no mar, não estarão a salvo.

A razão não são os recursos, mas sim a política. A saúde é o departamento mais negligenciado e politicamente secreto, no qual nenhum político ambicioso quer tocar. Há algum tempo, uma política proeminente do Congresso terá amuado durante muito tempo quando foi nomeada Ministra da Saúde. Tanto a UPA como a NDA tinham confiado o ministério a aliados de segunda categoria, cuja principal ocupação era aprovar faculdades de medicina e elaborar políticas para ajudar as indústrias farmacêuticas e os hospitais a obterem lucros. Foi esta negligência que deu origem a um sector de saúde privado em expansão e mal regulado e ao colapso do sector público.

É de referir aqui que nem todas as questões podem ser apresentadas de uma só vez. Uma vez que se trata de um estudo de proximidade e de conteúdo específico, o presente estudo limita-se a um inquérito sobre a "**Atitude dos médicos em relação à utilização de medicamentos genéricos no distrito de Vizianagaram**".

Âmbito do estudo :

O distrito de Vizianagaram é reconhecido pelo governo estatal como um dos distritos mais carenciados de Andhra Pradesh. A maior parte do distrito é constituída por zonas remotas, muitas das quais não dispõem de meios de transporte básicos. Além disso, a maioria das aldeias remotas está nas mãos de grupos de elementos anti-sociais, o que tem por efeito perturbar a extensão das actividades sociais, incluindo os serviços de saúde, às pessoas inocentes que residem nessas zonas. Para além disso, a pobreza extrema que prevalece nestas zonas faz com que os habitantes não consigam atingir um nível mínimo de saúde e de riqueza. Muitas vezes, em consequência da fome neste distrito, os padrões de saúde deterioram-se dia após dia, reduzindo a sua duração de vida, bem como o progresso económico.

Cada vez mais médicos prescrevem medicamentos de marca em vez de genéricos, o que está a ter um impacto na economia da população e, em particular, na economia dos mais desfavorecidos. Por várias razões, as pessoas no nosso país sofrem frequentemente de problemas de saúde, mas os tratamentos médicos e a compra de medicamentos estão fora do alcance da classe média e dos mais desfavorecidos.

Com estas questões em mente, o investigador recolheu um questionário de opinião aleatório junto dos médicos deste distrito para averiguar qualquer preferência na utilização de medicamentos genéricos neste distrito. Antes de abordar este problema, é essencial estudar relatórios, artigos e investigações anteriores relacionados com esta questão.

Com estas questões em mente, o investigador recolheu um questionário de opinião aleatório junto dos médicos deste distrito para determinar a ordem preferida de prescrição de genéricos neste distrito. Antes de abordar este problema, é essencial estudar relatórios, artigos e investigações anteriores relacionados com esta questão.

3 ANÁLISE DA DOCUMENTAÇÃO RELACIONADA

A nossa pesquisa bibliográfica não revelou qualquer evidência de que os medicamentos genéricos sejam menos seguros ou menos eficazes do que os seus equivalentes de marca. Nos ensaios que envolveram beta-bloqueadores, diuréticos, bloqueadores dos canais de cálcio, agentes anti-plaquetários, estatinas, inibidores da enzima de conversão da angiotensão e alfa-bloqueadores, não foram encontradas provas da superioridade dos medicamentos de marca em relação aos genéricos. Os medicamentos genéricos custam geralmente menos 30% a 60% do que os seus equivalentes de marca, e a utilização generalizada de genéricos tem o potencial de reduzir o preço de outros medicamentos de marca ao criar uma maior concorrência. Os doentes que tomam medicamentos genéricos parecem mais inclinados a continuar o tratamento do que os que tomam medicamentos de marca. A redução dos co-pagamentos é um fator essencial. Atualmente, os doentes que sofrem de hipercolesterolemia ou de diabetes e que tomam medicamentos genéricos são mais fiéis ao seu tratamento do que os que tomam medicamentos de marca. É importante notar que muitos medicamentos genéricos são produzidos sob licença do fabricante do produto original de marca, sendo o equivalente de menor custo frequentemente introduzido após a expiração da patente do medicamento. Mesmo quando fabricantes diferentes produzem o produto de marca e o genérico, existem normas rigorosas para garantir a qualidade dos medicamentos genéricos.

Os medicamentos de marca e os genéricos estão sujeitos a procedimentos semelhantes de pedido de autorização de introdução no mercado (AIM). Os fabricantes de ambos os tipos de medicamentos são obrigados a apresentar provas pormenorizadas dos processos químicos, de fabrico, de controlo, de rotulagem e de ensaio. A partir daí, os produtos de marca e os genéricos seguem caminhos divergentes até ao mercado. Os estudos de bioequivalência exigidos para um novo genérico baseiam-se em parâmetros farmacocinéticos, incluindo a área sob a curva de concentração plasmática, uma medida da exposição global ao medicamento, e a concentração plasmática máxima *(Cmax)*. De acordo com as diretrizes da Organização Mundial de Saúde (OMS), 18 a 24 voluntários adultos saudáveis são considerados suficientes para um estudo de bioequivalência. No entanto, o número de participantes pode ser superior se a absorção ou a depuração do fármaco for muito variável. Além disso, as pessoas que se voluntariam para estudos sobre medicamentos genéricos podem não fumar ou tomar medicamentos ao mesmo tempo. Para excluir a possibilidade de a coadministração de alimentos afetar o medicamento genérico estudado, a FDA recomenda também que a bioequivalência das formulações orais seja testada em voluntários que ingerem refeições padronizadas. Estes critérios minimizam a extensão da variabilidade entre os sujeitos e reduzem o risco de enviesamento, que pode ser devido à progressão da doença, a condições concomitantes ou a interações medicamentosas, em vez de diferenças de formulação. Outra preocupação prende-se com as diferenças de formulação, que podem afetar os doentes que tomam medicamentos genéricos. Uma cópia genérica de um medicamento de marca deve conter o mesmo ingrediente ativo, na mesma quantidade, que o produto de marca, com a mesma dosagem e a mesma via de administração. Deve também cumprir as normas de concentração, pureza, qualidade e identidade. No entanto, os ingredientes inertes da versão genérica não têm necessariamente de ser os mesmos que os do produto de marca (embora a proporção entre o composto inerte e o ativo deva ser semelhante). Uma vez que os medicamentos testados nos estudos de bioequivalência são administrados em doses únicas, muitos peritos interrogam-se se os compostos inertes utilizados nos genéricos podem afetar a distribuição, o metabolismo ou a absorção de um medicamento quando administrado em doses múltiplas, ou se a concentração sérica do medicamento genérico pode ser elevada quando tomado durante longos períodos. Para a maioria dos doentes que tomam a maior parte dos medicamentos, os medicamentos genéricos não representam qualquer problema e permitem obter o mesmo benefício terapêutico a um custo consideravelmente inferior. No entanto, a mudança para um medicamento genérico para certas classes de medicamentos e para medicamentos com um intervalo terapêutico estreito coloca problemas potenciais e deve ser feita com precaução, se for o caso. A FDA afirma que muitas pessoas que tomam medicamentos anticonvulsivos voltam a ter convulsões, apesar de continuarem o tratamento, e que a mudança para um genérico não aumenta o risco de insucesso do tratamento. No entanto, há muitos relatos de diferenças entre os medicamentos anticonvulsivantes genéricos e de marca (e pequenos estudos que mostram um fraco controlo das crises após a mudança de um medicamento anticonvulsivante de marca para um genérico).

Arson, S.Kesselheim (2008) estudou "a equivalência clínica dos medicamentos genéricos e de marca utilizados nas doenças cardiovasculares". O autor revelou que a utilização de medicamentos genéricos, que são bioequivalentes aos medicamentos de marca, pode ajudar a limitar as despesas com medicamentos sujeitos a receita médica. No entanto, os doentes e os médicos estão preocupados com o facto de os medicamentos de marca serem clinicamente superiores aos medicamentos genéricos. O Dr. Arson salientou que as provas não apoiam a ideia de que os medicamentos de marca utilizados nas doenças cardiovasculares são superiores aos medicamentos genéricos e que um número significativo de editoriais se opõe à permutabilidade dos medicamentos genéricos. (Arson, S.Kesselheim (2008) estudou "Clinical Equivalence of Generic and BrandName Drugs used in Cardiovascular Disease", The Journal of American Medical Association, Vol.300, No.21, Pp.2514 - 2526).

Benjamin F. Banahan & E.M. Kolassa (1997) estudaram "A Physician Survey of Generic Drugs and Substitution of Critical Does Medications". Este estudo revela que a substituição por genéricos se tornou uma prática comum desde o final da década de 1970. Devido ao aumento da utilização de alternativas genéricas e às preocupações com as normas de bioequivalência da Food and Drug Administration, em especial no que respeita aos medicamentos de índice terapêutico reduzido, é importante conhecer as atitudes dos médicos prescritores relativamente aos medicamentos genéricos e à substituição dos mesmos. Os autores concluíram que as atitudes em relação à substituição de genéricos estão ligadas ao comportamento de prescrição, às crenças e à experiência de substituição de genéricos, bem como às percepções do índice terapêutico e ao conforto com a substituição. Os médicos têm de compreender as questões relacionadas com a substituição dos genéricos e manter a capacidade de influenciar as decisões de substituição (Kiran R.Giri; Swanand Pathak; Reena R.Giri; Kamlesh Palandurkar; Sangita Totade; Rajesh Jha & SS Patel (2012), "Need of Medicines information OPD in Tertiary Health Care Settings: A Cross Sectional Study", JAMA Internal Medicine, Vol.157, No.18, Oct.1997)

Franceso Dentali e outros (2012) estudaram "Brand Name Versus Generic Warfarin: A Systematic Review of the Literature". A utilização de medicamentos genéricos tem-se tornado cada vez mais comum na prática clínica. No entanto, para medicamentos com um índice terapêutico estreito, como a varfarina, a definição de bioequivalência pode ser motivo de preocupação. Os estudos clínicos que comparam produtos de marca e genéricos de varfarina produziram resultados contraditórios. Por conseguinte, realizámos uma revisão sistemática da literatura para avaliar melhor as caraterísticas de cada medicamento genérico de varfarina. Foram consultadas várias fontes, incluindo MEDLINE e EMBASE, arquivos electrónicos de resumos de reuniões e listas de referências dos artigos incluídos. Os artigos foram considerados relevantes se fossem estudos originais, envolvessem pacientes recebendo terapia anticoagulante oral e comparassem qualquer produto genérico de varfarina aprovado com a varfarina de marca para pelo menos um resultado clínico, laboratorial ou de gestão. Foram incluídos onze estudos, envolvendo um total de mais de 40 000 doentes; cinco eram ensaios controlados aleatórios e seis eram estudos observacionais. Em três ensaios cruzados que avaliaram a diferença média no rácio normalizado internacional (INR) após a mudança para a outra formulação de varfarina, não foi encontrada qualquer diferença estatisticamente significativa entre os doentes aleatoriamente designados para receber varfarina de marca ou genérica. Os outros dois ensaios aleatórios não mostraram diferenças significativas na magnitude ou no número de alterações de dose entre os doentes que mudaram para varfarina de marca ou genérica. Os resultados dos estudos observacionais são mais contraditórios, sugerindo caraterísticas diferentes para os diferentes produtos genéricos de varfarina. Nestes estudos observacionais, o tempo passado no intervalo terapêutico e o número de complicações tromboembólicas e hemorrágicas foram semelhantes nos estudos que compararam o controlo da anticoagulação antes e depois da mudança para um produto genérico de varfarina. No entanto, num estudo observacional, foi relatada uma alteração no controlo terapêutico do INR após a mudança para a varfarina genérica ao nível do doente individual. Os resultados da nossa revisão sistemática sugerem que os produtos genéricos de varfarina podem ser tão seguros e eficazes como os produtos de marca e que os doentes podem ser tratados com segurança com estes produtos. No entanto, pode ser razoável uma monitorização mais rigorosa quando se muda de marca, uma vez que podem ser observadas variações na resposta individual ao INR. (Franceso Dentali et al (2012) analisaram "Brand Name Versus Generic Warfarin: A Systematic Review of the Literature", Pharma Cotherapy, Vol.31, Issue:4, 386 - 393).

Gin Nie Chua e outros (2010) estudaram "A Survey Exploring Knowledge and Perceptions of General Practitioners towards the use of generic medicines in Northern State of Malaysia" (Um inquérito que explora os conhecimentos e as percepções dos médicos de clínica geral relativamente à utilização de medicamentos genéricos no Estado do Norte da Malásia). O objetivo deste estudo era avaliar os conhecimentos e as percepções dos médicos de clínica geral sobre os medicamentos genéricos num estado do norte da Malásia. Foi realizado um inquérito postal transversal entre médicos de clínica geral registados em Penang, na Malásia. Foi desenvolvido, validado e administrado aos médicos de clínica geral um questionário com 23 perguntas. Oitenta e sete médicos de clínica geral responderam ao inquérito (taxa de resposta de 26,8%). A maioria dos inquiridos (85,1%) afirmou que prescrevia ativamente medicamentos genéricos nos seus consultórios. No entanto, apenas 4,6% dos inquiridos identificaram corretamente a norma de bioequivalência do Conselho Nacional de Controlo Farmacêutico da Malásia para os produtos genéricos. Os inquiridos tinham ideias erradas sobre os conceitos de "bioequivalência", "eficácia", "segurança" e "normas de fabrico" dos medicamentos genéricos. Os médicos de clínica geral inquiridos neste estudo consideram que, para garantir uma utilização de qualidade dos medicamentos genéricos, é necessária uma orientação normalizada sobre o processo de substituição da marca, a colaboração com os farmacêuticos, a educação dos doentes e a informação sobre a segurança e a eficácia dos medicamentos genéricos. Além disso, a publicidade e os prémios oferecidos pelas empresas farmacêuticas, os factores socioeconómicos do doente e a credibilidade dos fabricantes são factores que influenciam a escolha dos medicamentos. Embora pareça que os médicos de clínica geral aceitaram amplamente a utilização de medicamentos genéricos, continuam preocupados com a fiabilidade e a qualidade destes produtos. Os médicos de clínica geral precisam de ser informados e tranquilizados sobre o sistema de aprovação dos produtos genéricos na Malásia no que respeita à bioequivalência, à qualidade e à segurança. Os resultados actuais têm implicações importantes para o estabelecimento de uma política de medicamentos genéricos na Malásia. (Gin Nie Chua ; Mohammad Azmi Hassali ;

Asrul Akmar Sahafie e Ahmed Awaisu (2010) estudaram "A Survey Exploring Knowledge and Perceptions of General Practitioners towards the use of generic medicines in Northern State of Malaysia" ELSEVIER, Health Policy, Vol.95, Pp.229 - 235).

Hassali MA; Shafie AA; Jamshed S; Ibrahim MI e Awaisu A. (2009) analisaram o tema "Consumer's views on generic medicines: a review of the literature". No seu estudo, os autores concluíram que a confiança e os conhecimentos dos doentes sobre a utilização de medicamentos genéricos aumentaram nas últimas quatro décadas, sobretudo nos países desenvolvidos. Os esforços de educação em massa, os incentivos financeiros e uma melhor comunicação entre os doentes e os profissionais de saúde foram considerados os principais motores da adoção dos medicamentos genéricos pelos consumidores (Hassali MA; Shafie AA; Jamshed S; Ibrahim MI e Awaisu A. (2009), "Consumers' views on Generic Medicines: A Review of the Literature", International Journal of Pharma Practitioners, Vol.17, No.2, Pp.79 - 88, 2009).

Hassali MA; Shafie AA; Jamshed S; Ibrahim MI e Awaisu A. (2009) analisaram o tema "Consumer's views on generic medicines: a review of the literature". No seu estudo, os autores concluíram que a confiança e os conhecimentos dos doentes sobre a utilização de medicamentos genéricos aumentaram nas últimas quatro décadas, sobretudo nos países desenvolvidos. Os esforços de educação em massa, os incentivos financeiros e uma melhor comunicação entre os doentes e os profissionais de saúde foram considerados os principais motores da adoção dos medicamentos genéricos pelos consumidores (Hassali MA; Shafie AA; Jamshed S; Ibrahim MI e Awaisu A. (2009), "Consumers' views on Generic Medicines: A Review of the Literature", International Journal of Pharma Practitioners, Vol.17, No.2, Pp.79 - 88, 2009).

Julie Eve Desmarais; Linda Beauclair e Howard C. Margolese (2010) estudaram "Switching from Brand-Name to Generic Psychotropic Medications A

Literature Review". Os autores constataram que os medicamentos genéricos não estão sujeitos ao rigoroso processo de aprovação exigido para os medicamentos de marca. Supõe-se que a sua eficácia e segurança sejam iguais às dos seus equivalentes mais caros. No entanto, vários relatos de casos e estudos descrevem deterioração clínica e diminuição da tolerabilidade com a substituição por genéricos. A Pubmed foi consultada entre 1 de janeiro de 1974 e 1 de março de 2010. O termo MeSH "generic, drugs" foi combinado com "anticonvulsants", "mood stabilizers", "lithium", "antidepressants", "antipsychotics", "anxiolytics" e "benzodiazepines". Outros artigos foram obtidos através da consulta das bibliografias das referências relevantes. Os artigos escritos em inglês, francês ou espanhol foram considerados se tratassem da equivalência clínica de medicamentos genéricos e de marca, da substituição de genéricos ou de problemas de eficácia, tolerabilidade, cumprimento ou economia encontrados com os genéricos. A deterioração clínica, os acontecimentos adversos e as alterações da farmacocinética foram descritos com a substituição por genéricos de vários anticonvulsivantes/estabilizadores do humor (carbamazepina, valproato, lamotrigina, gabapentina, topiramato, lítio), antidepressivos (amitriptilina, nortriptilina, desipramina, fluoxetina, paroxetina, citalopram, sertralina, venlafaxina, mirtazapina, bupropiona), antipsicóticos (risperidona, clozapina) e ansiolíticos (clonazepam, alprazolam). Os genéricos nem sempre proporcionam as poupanças esperadas e também colocam problemas de conformidade. Embora a análise seja limitada pelo viés de publicação e pela heterogeneidade dos estudos na literatura, consideramos que existem preocupações suficientes para aconselhar a mudança para os genéricos numa base individual, com um acompanhamento rigoroso durante a transição. Os profissionais de saúde precisam de estar conscientes das questões envolvidas na substituição dos genéricos, particularmente quando a economia da saúde está a promover a utilização universal dos genéricos. (Julie Eve Desmarais; Linda Beauclair e

Howard C. Margolese (2010) estudaram "Switching from Brand-Name to Generic Psychotropic Medications A Literature Review", CNS NeroScience & Therapeutics, Vol.17, Issue 6, Pp.750 - 760).

Kiran R.Giri; Swanand Pathak; Reena R.Giri; Kamlesh Palandurkar; Sangita Totade; Rajesh Jha & SS Patel (2012) estudaram "Need of Medicines information OPD in Tertiary Health Care Settings: A Cross Sectional Study" (Necessidade de informação sobre medicamentos em centros de saúde terciários: um estudo transversal). De acordo com os autores, o peso da população, o analfabetismo, a disponibilidade de um pequeno número de médicos para um grupo populacional maior, tudo isso leva a muitas perguntas sem resposta na mente do paciente. A informação incompleta leva ao não cumprimento do tratamento, a falhas terapêuticas e a reacções adversas aos medicamentos. É muito importante criar um sistema que forneça uma fonte de informação não comercial, independente e imparcial sobre medicamentos. O Medicines Info OPD é um conceito e um passo em direção a uma utilização segura e adequada dos medicamentos. Os autores concluíram, por fim, que a Informação sobre Medicamentos OPD, que é clinicamente relevante, actualizada, específica para o utilizador, independente, objetiva e imparcial, é essencial para a utilização adequada dos medicamentos e pode ajudar muito o público em geral a resolver muitos dos problemas que enfrenta. (Kiran R.Giri; Swanand Pathak; Reena R.Giri; Kamlesh Palandurkar; Sangita Totade; Rajesh Jha & SS Patel (2012), "Need of Medicines information OPD in Tertiary Health Care Settings: A Cross Sectional Study", International Journal of Medical Science - Public Health, Vol.1,No.2, Pp.121 - 126, 2012)

M.Sreelata (2013) revelou este facto no seu artigo "Lack of access to technology hinders detection of substandard medicines". Segundo a autora, os medicamentos falsificados e de qualidade inferior põem em perigo a saúde pública e o seu fabrico e venda estão entre os crimes mais fáceis de cometer, mas os menos detectados a nível internacional - de acordo com um relatório que apela a um maior acesso a novas tecnologias para resolver o problema. Além disso, os medicamentos falsos são tentativas veladas de promover as grandes multinacionais em detrimento das pequenas empresas que fabricam medicamentos genéricos no Brasil e na Índia (M.Sreelata (2013), "Lack of access to technology 'hampers detection of substandard drugs", AlertNet, 21 Feb.2013).

Mayur Chaudhari & Jayakaran Charan (2013) publicaram um relatório intitulado "Prescrição de medicamentos genéricos". De acordo com o autor, o custo dos cuidados de saúde é um dos principais obstáculos enfrentados pelos prestadores de cuidados de saúde. Uma das principais componentes do aumento das despesas de saúde é o custo dos medicamentos. Os medicamentos absorvem uma grande parte do dinheiro total gasto nos cuidados de saúde. A penetração dos seguros de saúde é muito reduzida no nosso país. A maioria dos doentes tem de suportar os custos dos serviços de saúde. Um relatório publicado no Times of India afirma que 78% dos doentes na Índia gastam dinheiro do seu próprio bolso em serviços de saúde, e 72% deles fazem-no em medicamentos. O relatório refere ainda que os habitantes dos pequenos Estados têm de gastar até 87% do seu próprio dinheiro nos serviços de saúde. Nos Estados maiores, esta percentagem sobe para 74%. (Mayur Chaudhari, Jayakaran Charan (2013), "Prescription of Generic Drugs", National Journal of Physiological Pharma Pharmacol, (Vol. 13, No.3(1), Pp.1 - 3, 2013)

Nabil Abdo Al-Gedadi & Mohammad Azami Hassali (2009) investigaram "Pharmacists' views on generic medicines: A literature review". O objetivo deste artigo era identificar e rever a literatura sobre as opiniões e práticas dos farmacêuticos relativamente à utilização de medicamentos genéricos. Utilizando palavras-chave apropriadas relacionadas com o tópico, foi efectuada uma pesquisa bibliográfica extensiva utilizando os serviços de indexação disponíveis na biblioteca institucional dos autores. Estas bases de dados electrónicas foram pesquisadas em busca de artigos de texto completo escritos em inglês durante o período de 1980 a setembro de 2007. Esta pesquisa identificou 13 estudos. A maioria dos estudos era dos Estados Unidos, com alguns da Europa e da Ásia. Com exceção de um, todos os estudos identificados utilizaram uma metodologia quantitativa. A maioria dos estudos mostrou que as opiniões e os comportamentos dos farmacêuticos relativamente à utilização de medicamentos genéricos eram influenciados por considerações económicas, pela qualidade e bioequivalência dos medicamentos genéricos, pela classe terapêutica do medicamento e por outras partes interessadas (médicos, doentes e funcionários da saúde pública). Este estudo sugere que, embora os farmacêuticos sejam geralmente favoráveis à utilização de medicamentos genéricos, certas considerações determinam até que ponto apoiarão a utilização de medicamentos genéricos. Trata-se de considerações económicas, científicas e políticas que, provavelmente, continuarão a ser temas de discussão futura entre os farmacêuticos e as suas organizações profissionais. (Nabil Abdo Al-Gedadi & Mohammad Azami Hassali (2009) survey on "Pharmacists Views on Generic Medicines: A Review of Literature", Journal of Generic Medicines, Vol.5, NO.3, Pp.219 - 218).

Patel A; Gauld R.; Norris P & Rades T (2010) report "This body does not want free medicines": South African consumers' perceptions of medicine quality". Segundo os autores, "tal como muitos outros países em desenvolvimento, a África do Sul fornece medicamentos gratuitos através dos seus serviços públicos de saúde. Políticas recentes incentivam a substituição de genéricos no sector privado. Este estudo explorou as percepções dos consumidores sul-africanos sobre a qualidade dos medicamentos e se essas percepções influenciam a forma como as pessoas obtêm e utilizam os seus medicamentos. O estudo foi realizado em Durban, na Cidade do Cabo e em Joanesburgo, na África do Sul, entre dezembro de 2005 e janeiro de 2006. Foi utilizada uma combinação de amostragem intencional e de bola de neve para recrutar participantes de grupos socioeconómicos baixos e médios, bem como idosos e adolescentes. Os dados foram recolhidos em 12 grupos de discussão com um total de 73 participantes. As entrevistas foram gravadas. As transcrições foram analisadas tematicamente. Independentemente do estatuto socioeconómico, os entrevistados descreveram a qualidade da medicação em termos do seu efeito sobre os sintomas sentidos. Os medicamentos genéricos, bem como os medicamentos fornecidos gratuitamente pelo Estado, foram considerados de má qualidade e foram tratados com desconfiança. Os inquiridos obtiveram medicamentos de três fontes: hospitais e/ou clínicas do sector público, médicos e farmácias comunitárias. O custo, o facto de não se sentirem de "segunda classe", o facto de receberem cuidados individualizados e a escolha dos medicamentos foram os principais factores que influenciaram o seu comportamento de compra. A escolha de medicamentos de venda livre foi influenciada pelo conhecimento prévio do produto, pela publicidade e pela utilização anterior. Os participantes sentiram que tinham uma influência limitada na escolha dos medicamentos sujeitos a receita médica. A substituição de genéricos seria apoiada se o médico, e não o farmacêutico, a recomendasse. Os resultados sublinham a importância de um envolvimento significativo dos consumidores no desenvolvimento de políticas nacionais de medicamentos e de campanhas estratégicas dirigidas aos consumidores e prescritores relativamente à qualidade dos medicamentos genéricos e essenciais. Quando os consumidores têm a perceção de que os medicamentos gratuitos ou genéricos são de qualidade inferior, isso pode prejudicar significativamente as tentativas de implementar políticas nacionais de medicamentos destinadas a melhorar o acesso aos medicamentos (Patel A; Gauld R.; Norris P & Rades T (2010), "This body does not want free medicines": South African Consumer perceptions of drug quality", Hournal of Health Policy Plan, Vol.25, No.1, Pp.61 - 69, 2010).

S.Cooper e R.Endacott (2007) publicaram um relatório intitulado "Generic qualitative research: a design for qualitative research in emergency care". O autor revelou que a frequência de estudos qualitativos no Emergency Medicine Journal, embora ainda baixa, tem aumentado nos últimos anos. Todos adoptam uma abordagem genérica e raramente se conformam com abordagens qualitativas estabelecidas, como a fenomenologia, a etnografia e a teoria fundamentada. Esta abordagem genérica é, sem dúvida, escolhida por razões pragmáticas, mas pode ser enfraquecida por uma falta de rigor e de compreensão da investigação qualitativa. Este documento explora as abordagens qualitativas e centra-se depois nas "melhores práticas" para a investigação qualitativa genérica (S. Cooper & R. Endacott (2007), "Generic Qualitative Research: A design for Qualitative research in emergency care, Emergency Medicine Journal, Vol.24, No.12, Dec.2007).

Os medicamentos incluídos na lista são o Herceptin (trastuzumab) da Roche, um medicamento biotecnológico para o tratamento do cancro da mama, o Sprycel (dasatinib) da Bristol-Myers Squibb (BMS) para o tratamento da leucemia e o Ixempra (ixabepilone) para o tratamento do cancro da mama. Concluíram que a iniciativa do Governo de tornar os medicamentos topo de gama acessíveis ao cidadão comum é uma medida bem-vinda. Os medicamentos Herceptin, Sprycel e Ixempra são demasiado caros para o cidadão comum. É por isso que o governo tomou a decisão sensata de conceder CL a estes medicamentos. A disposição relativa ao CL ao abrigo da Lei relativa às patentes (alteração) de 2005 constitui uma solução contra o abuso do direito de patente, o não funcionamento da patente e para dar resposta aos problemas de saúde pública na Índia. A introdução de versões genéricas de produtos farmacêuticos no mercado através do CL é um meio de reduzir os custos dos cuidados de saúde. O importante não é o tempo que levará para fixar os preços predatórios dos medicamentos cobrados pelos gigantes farmacêuticos, mas o facto de o processo ter começado.

O HINDU (2013) publicou um artigo intitulado "Nova política de saúde para Kerala até ao Dia Mundial da Saúde". O artigo centrava-se numa política de saúde abrangente, que tem em consideração os desafios actuais e futuros do Estado em matéria de saúde e define o rumo (para o Estado) no sentido de alcançar a cobertura universal de saúde, que deverá ser anunciada a 7 de abril, Dia Mundial da Saúde. O Ministro da Saúde, V.S. Sivakumar, fez o anúncio durante um debate sobre a política de saúde do Estado, que ainda se encontra em fase de elaboração, afirmando no sábado que o sector da saúde do Estado estava a passar por uma transição sem precedentes, centrando-se agora na prestação de cuidados de saúde acessíveis, equitativos e a preços comportáveis para todos. (Editorial de The Hindu, Thiruvananthapuram, 18 de fevereiro de 2013).

Uma análise exaustiva de vários artigos, relatórios e investigadores, bem como das opiniões de várias personalidades na Índia e nos países ocidentais, revelou que a utilização, o custo e a disponibilidade de medicamentos genéricos ao alcance do homem comum são ignorados no que diz respeito à economia indiana. Os objectos do estudo e o procedimento de investigação são apresentados nas páginas seguintes.

4 PROCEDIMENTO E APRESENTAÇÃO

Uma análise cuidadosa da pesquisa anterior mostra que existe um número adequado de relatórios e estudos sobre medicamentos genéricos, em termos de quantidade e qualidade, mas muito poucos sobre a utilização de medicamentos genéricos tal como prescritos pelos médicos.

Este estudo procura determinar a opinião dos médicos que preferem os medicamentos de marca aos genéricos, a fim de verificar as várias razões, tais como as noções profissionais, económicas, sociais e psicológicas do doente.

Definições de termos-chave :

Neste estudo, o investigador está interessado nos "medicamentos genéricos prescritos pelo médico". As definições destes conceitos são discutidas.

Médico :

No presente estudo, o termo "médico" é utilizado exclusivamente para designar os médicos com um diploma de licenciatura ou superior; os médicos ayurvédicos e homeopáticos, bem como os médicos de medicina rural, os fabricantes de medicamentos, etc., são excluídos do estudo.

Medicamento genérico :

A palavra "genérico" aplica-se ou refere-se a toda uma classe ou grupo; geral. Biologia de, relativo a, ou pertencente a um género o nome genérico, enquanto genérico designa o nome não exclusivo de um medicamento, produto alimentar, etc.

Problema:

O objetivo do estudo é desenvolver um instrumento adequado para medir as atitudes dos médicos que utilizam medicamentos genéricos e descobrir a relação entre os inquiridos classificados por variável.

Objectivos do estudo :

Construção e normalização de um instrumento para medir as atitudes dos médicos no distrito de Vizianagaram.

Estudar a relação significativa entre as dimensões - aspectos profissionais, de saúde, emocionais, sociais e jurídicos.

Estudar a diferença significativa entre as variáveis demográficas e profissionais dos médicos na sua atitude em relação à utilização de medicamentos genéricos.

Pressupostos :

Neste estudo, o investigador propôs as seguintes hipóteses, sob a forma de hipóteses nulas, para testar os instrumentos em função dos objectivos supracitados.

Principais pressupostos :

Não houve diferença significativa entre os inquiridos no que respeita a todas as afirmações sobre a utilização de medicamentos genéricos.

Não houve relação significativa entre as dimensões da escala de atitude baseada em itens em relação aos medicamentos genéricos.

Pressupostos das filiais :

Não se verificaram diferenças significativas entre os inquiridos nas suas atitudes relativamente à utilização de medicamentos genéricos, quando consideradas as seguintes variáveis: sexo, idade, localidade, habilitações, tipo de profissão, tipo de prática, experiência profissional e número de doentes atendidos por dia.

Não houve diferença significativa entre os inquiridos quanto à sua atitude face à utilização de medicamentos genéricos de acordo com a dimensão - no que respeita aos aspectos profissionais tendo em conta as variáveis - sexo, idade, localidade, habilitações, tipo de profissão, tipo de prática, experiência profissional e número de doentes examinados por dia.

Não houve diferença significativa entre os inquiridos na sua atitude face à utilização de medicamentos genéricos - em termos dos aspectos de saúde tendo em conta as variáveis - sexo, idade, localidade, habilitações literárias, tipo de profissão, tipo de prática, experiência profissional e número de doentes atendidos por dia - no .

Não se verificaram diferenças significativas entre os inquiridos na sua atitude face à utilização de medicamentos genéricos - no que diz respeito aos aspectos emocionais - quando consideradas as variáveis - sexo, idade, localidade, habilitações, tipo de profissão, tipo de prática, experiência profissional e número de doentes atendidos por dia.

Não se verificaram diferenças significativas entre os inquiridos nas suas atitudes face à utilização de medicamentos genéricos - em termos de aspectos sociais e legais - tendo em conta as variáveis - sexo, idade, localidade, habilitações, tipo de profissão, tipo de prática, experiência profissional e número de doentes atendidos por dia.

Procedimento:

Para testar as hipóteses do estudo, o investigador planeia e executa quatro fases.

A primeira fase consiste em desenvolver e normalizar a escala de atitudes sobre a utilização de medicamentos genéricos.

A segunda fase consiste em medir a escala de atitudes utilizando a escala de autoavaliação acima referida.

Na terceira fase, é adotado um procedimento estatístico adequado para descobrir a relação significativa entre as dimensões da escala de atitudes.

A quarta fase apresenta os procedimentos estatísticos adequados adoptados para descobrir a diferença significativa entre as diferentes variáveis profissionais e demográficas dos diferentes médicos na sua atitude em relação à utilização de medicamentos genéricos.

Conceção e normalização das ferramentas :

Com o objetivo de medir as opiniões dos médicos relativamente à utilização de medicamentos genéricos, foi desenvolvida uma escala denominada "Prasad & Surya's Doctors Attitude Scale on Generic Drugs, 2013" para ser utilizada no presente estudo de investigação. Este instrumento foi concebido com quatro dimensões, nomeadamente aspectos profissionais, de saúde, emocionais, sociais e legais, e 25 itens. Dos 27 itens, 17 são positivos e 10 negativos. Para medir a escala de atitudes, são fornecidas cinco opções para cada pergunta: concordo totalmente, concordo, neutro, discordo e discordo totalmente. Os valores numéricos 1, 2, 3, 4 e 5 foram atribuídos às quatro alternativas de resposta acima referidas. O número total de respostas foi obtido através da soma dos valores numéricos assinalados para estes 25 itens. Podem também ser obtidos valores totais separados para cada dimensão.

Estudo piloto :

A fim de normalizar novamente a escala, esta foi administrada a uma amostra preliminar de 20 indivíduos. As instruções dadas aos inquiridos na página de rosto da escala destinam-se a reduzir o enviesamento da avaliação, indicando claramente o objetivo do estudo. Os inquiridos são informados de que as suas respostas são confidenciais.

Pontuações:

As respostas são classificadas de acordo com a chave. Para todos os elementos positivos, serão atribuídas as notas 5, 4, 3, 2 e 1, de acordo com as respostas possíveis, enquanto as notas 1, 2, 3, 4 e 5 serão atribuídas de acordo com os elementos negativos da escala.

Análise do artigo :

A fim de determinar o grau de eficácia de cada elemento na distinção entre pessoas altamente motivadas e pessoas pouco motivadas, a análise dos dados é calculada a partir das amostras de teste, tomando grupos extremos. As respostas das amostras de teste são pontuadas e as pontuações são ordenadas da mais alta para a mais baixa. Os 27% superiores do total das folhas de respostas e os 27% inferiores do total das folhas de respostas são tomados em consideração para medir a importância das diferentes médias para a validade do item. As médias aritméticas e o desvio padrão dos trinta e cinco itens são calculados para a metade superior e a metade inferior e, em seguida, o rácio crítico é calculado para todos os itens entre a metade superior e a metade inferior. Se o valor do rácio crítico para o item for superior a 1,96, o item é considerado válido e aceite. A tabela de análise de itens para a Escala de Atitudes Genéricas é apresentada na Tabela 3.1 abaixo.

Quadro 3.1

Quadro que mostra a análise dos itens relativamente à Escala de Atitudes dos Médicos sobre Medicamentos Genéricos de Prasad & Surya.
Surya sobre medicamentos genéricos, 2013

Número do artigo	Declaração	Valor C.R.	Nível de significância	Observações
1	Costumo receitar medicamentos genéricos aos meus doentes	1.99	Significativo ao nível de 0,05	Aceite
2	Concordo que os medicamentos genéricos e de marca funcionam da mesma forma.	2.07	Significativo ao nível de 0,05	Aceite
3	Eu prescrevo medicamentos genéricos aos meus pacientes porque o seu preço é muito mais baixo do que o dos medicamentos de marca.	2.63	Significativo ao nível de 0,01	Aceite
Número do artigo	Declaração	Valor C.R.	Nível de significância	Observações

4*	Não aceito que a composição dos medicamentos genéricos seja autêntica.	1.84	Não significativo a qualquer nível	Rejeitado
5	Concordo que a utilização de medicamentos genéricos tem resultados negativos	2.26	Significativo ao nível de 0,05	Aceite
6	Concordo que a utilização de medicamentos genéricos promove a saúde pública no contexto da poupança de dinheiro para as pessoas.	2.59	Significativo ao nível de 0,01	Aceite
7	Reconheço que os componentes químicos e a composição dos medicamentos genéricos são menos eficazes do que os dos medicamentos de marca.	2.69	Significativo ao nível de 0,01	Aceite
8*	Reconheço que as medidas de precaução são ignoradas quando os medicamentos genéricos são produzidos em unidades de produção de medicamentos.	1.31	Não significativo a qualquer nível	Rejeitado
9	Concordo que a prescrição de medicamentos genéricos tem um impacto negativo nas minhas capacidades profissionais.	3.48	Significativo ao nível de 0,01	Aceite
10	Aceito que "a minha receita com medicamentos genéricos" apresentada a outro médico possa ter um efeito negativo nas minhas capacidades profissionais.	2.27	Significativo ao nível de 0,05	Aceite

11*	Reconheço que o fornecimento insuficiente de medicamentos genéricos está a causar transtornos aos doentes.	1.93	Não significativo a qualquer nível	Rejeitado
12*	Reconheço que os decisores políticos não estão a incentivar a produção de medicamentos genéricos.	1.68	Não significativo a qualquer nível	Rejeitado
13	Não acredito nos medicamentos genéricos porque o seu preço é demasiado baixo em comparação com os medicamentos de marca.	2.61	Significativo ao nível de 0,01	Aceite
14	Concordo em ser indulgente com os meus doentes se lhes oferecer medicamentos genéricos.	2.58	Significativo ao nível de 0,01	Aceite

Número do artigo	Declaração	Valor C.R.	Nível de significância	Observações
15	Concordo que os medicamentos genéricos funcionam da mesma forma que os outros medicamentos de marca comuns.	2.54	Significativo ao nível de 0,05	Aceite
16	Aceito ser indulgente com os farmacêuticos e droguistas se prescrever medicamentos genéricos.	2.21	Significativo ao nível de 0,05	Aceite
17	Reconheço que a composição química dos medicamentos genéricos não é a mesma que a dos medicamentos de marca.	2.49	Significativo ao nível de 0,05	Aceite

18	Concordo que também utilizo os medicamentos genéricos e os dos membros da minha família.	3.51	Significativo ao nível de 0,01	Aceite
19	Reconheço que a utilização de medicamentos genéricos tem consequências negativas para a saúde pública e para a economia.	1.98	Significativo ao nível de 0,05	Aceite
20	A prescrição de medicamentos genéricos pode levar à sua substituição pelo farmacêutico ou droguista.	1.97	Significativo ao nível de 0,05	Aceite
21	Não estou preparado para prescrever medicamentos genéricos, mesmo que os organismos oficiais o tornem	2.68	Significativo ao nível de 0,01	Aceite
22	Reconheço que a utilização de medicamentos genéricos conduz frequentemente a grandes perdas para os fabricantes de medicamentos de marca.	2.43	Significativo ao nível de 0,05	Aceite
23	Reconheço que a prescrição de medicamentos genéricos é um teste para a minha profissão.	2.11	Significativo ao nível de 0,05	Aceite
24	Reconheço que os doentes manifestaram grande satisfação com os medicamentos genéricos.	3.71	Significativo ao nível de 0,01	Aceite
Número do artigo	Declaração	Valor C.R.	Nível de significância	Observações

*25	Reconheço que os fabricantes de produtos não tomam quaisquer medidas de segurança quando fornecem medicamentos genéricos.	1.29	Não significativo a qualquer nível	Rejeitado
*26	Concordo que as lojas médicas não seguiram medidas de precaução ao distribuir os medicamentos aos pacientes.	1.75	Não significativo a qualquer nível	Rejeitado
*27	Concordo que os estatutos relativos à produção de medicamentos genéricos devem ser alterados periodicamente, tendo em conta o ambiente e as circunstâncias económicas.	1.89	Não significativo a qualquer nível	Rejeitado

***indica que os itens são rejeitados**

A ferramenta finalizada é apresentada com 20 elementos no apêndice.

Seleção de componentes (com base nas dimensões) :

Após a normalização do instrumento, o instrumento finalizado para as atitudes dos médicos em relação aos medicamentos genéricos é composto por 20 itens com quatro dimensões, como se mostra a seguir.

Quadro 3.2 Itens incluídos no inquérito por dimensão

Escala de atitudes dos médicos em relação aos medicamentos genéricos

S.N.	Nome da dimensão	Número de itens amostrados	Número correspondente de itens no questionário
1	Artigos relativos a aspectos profissionais	06	1, 7, 8, 10, 12 e 19
2	Artigos relativos a aspectos da saúde	07	2, 4, 6, 11, 13, 14 e 20
3	Artigos sobre aspectos económicos	05	3, 5, 9, 15 e 18

4	Elementos relativos à autonomia dos professores	02	16 e 17
5	Número total de itens	20	

Pontuações:

Os valores numéricos 1, 2, 3, 4 e 5 foram dados como respostas alternativas, como indicado acima. O número total de respostas foi obtido através da soma dos valores numéricos assinalados para estes 20 pontos. Também foi possível obter valores totais separados para cinco domínios diferentes. Por conseguinte, a pontuação total da escala situa-se entre 20 e 100.

Fiabilidade :

A fiabilidade da escala é calculada segundo o método "split-half". O teste é dividido em duas metades utilizando o método "par-ímpar". O coeficiente de fiabilidade é de 0,896. O coeficiente de fiabilidade de 0,896 é suficientemente elevado para nos permitir assumir que a escala Atitude dos Médicos em relação aos Medicamentos Genéricos é um instrumento muito fiável para medir as leituras dos médicos no que diz respeito à atitude em relação ao aspeto dos medicamentos genéricos.

Validação :

A validade de um teste ou de qualquer instrumento de medição depende da medição do que é suposto ser medido. Um teste é válido para um determinado objetivo ou numa determinada situação, mas não é válido em geral. Existem quatro tipos principais de validade: validade facial, validade de conteúdo ( ), validade fatorial e validade empírica. Os dois primeiros tipos têm uma abordagem lógica, ou seja, são determinados por julgamento, e os dois últimos têm uma abordagem empírica, ou seja, são determinados por experimentação e invenção empíricas. No presente inquérito, o valor de "R" V0,896 = 0,94 é altamente válido.

Recolha de dados :

Para recolher os dados, o investigador visitou cada médico e entregou-lhes pessoalmente as escalas. Foi-lhes pedido que registassem os dados na folha de dados demográficos anexa à escala. Também foram aconselhados a não deixar nenhuma parte do instrumento para trás. A maioria dos inquiridos preencheu o instrumento no local e devolveu-o ao entrevistador. Por conseguinte, a recolha do instrumento foi registada em conformidade com o procedimento em vigor.

Amostra :

O presente estudo é de proximidade e dispendioso, o que não permite ao investigador encontrar-se com todos os médicos do distrito de Vizianagaram. No entanto, a amostra selecionada para o presente inquérito limita-se a 45 médicos de diferentes categorias e de diferentes localidades.

Categorização das amostras :

A amostragem aleatória foi utilizada para selecionar a amostra para este estudo. O estudo teve em conta variáveis como a idade, a localidade, a qualificação, o tipo de profissão, o tipo de prática, a experiência profissional e o número de pacientes atendidos por dia. A distribuição da amostra para o estudo é apresentada na Tabela 3.3.

Quadro 3.3

Quadro que mostra a amostra de médicos de acordo com as variáveis

S.N.	Variável Categoria	Percentagem da sub-variável	
1	Idade	Idade inferior a 45 anos	Mais de 45 anos 73 (58.4%)
2	Localização	Zonas rurais 56 (44,8%)	Urbano 69(55,2%)
3	Qualificação	M.B.B.S 62 (49,6%)	Diploma de pós-graduação 63 (50,4%)
4	Tipo de profissão	Médico 75 (60,0%)	Cirurgião 50(40,0%)
5	Tipo de prática	Individual 66(52,8%)	Empregados 59(47,2%)
S.N.	Variável Categoria	Percentagem da sub-variável	

6	Experiência profissional	Menos de 10 anos de experiência 59 (47,2%)	Mais de 10 anos de experiência 66 (52,8%)
7	Número de pacientes atendidos por dia	Mais de 30 doentes atendidos por dia 70 (56,0%)	Menos de 30 doentes atendidos por dia 55 (44,0%)

Descrição da ferramenta :

Este estudo utiliza o instrumento "Atitude dos médicos em relação aos medicamentos genéricos".

O questionário Prasad & Surya's Doctors' Attitude Scae on Generic Drugs, 2013 foi concebido e desenvolvido pelo Dr. V.S.Prasad, M.B.B.S., e pelo Dr. N.V.S.Suryanarayana, M.Sc., M.Ed., Ph.D., e é composto por 20 perguntas que abrangem quatro áreas, nomeadamente profissional, relacionada com a saúde, económica e social/jurídica, e foi utilizado no presente estudo.

Administração de ferramentas :

Após o desenvolvimento e a normalização do instrumento, as atitudes dos médicos em relação aos medicamentos genéricos neste estudo, seguindo o procedimento sugerido por John, W.Best e James V.Khan, a nova escala final foi preparada para o estudo final e para ser administrada com instruções específicas. Cada afirmação deste instrumento é acompanhada das palavras "concordo totalmente", "concordo", "neutro", "discordo" e "discordo totalmente". O instrumento foi aplicado a médicos registados na cidade de Vizianagaram e arredores, no distrito de Vizianagaram.

Limitações da investigação :

O estudo limita-se aos médicos registados na cidade de Vizianagaram e arredores, no distrito de Vizianagaram.

Para medir as atitudes dos médicos, é utilizada a escala normalizada "Prasad & Suryas' Doctors' Attitude Scale on Generic Drugs".

Entre as várias dimensões utilizadas para medir a escala de atitudes, os aspectos profissionais, os aspectos de saúde, os aspectos económicos, os aspectos sociais e os aspectos sociais e legais são tidos em conta para medir as atitudes dos médicos em relação aos medicamentos genéricos.

De entre as muitas variáveis, este estudo limita-se a variáveis como a idade, a localidade, a qualificação profissional, o tipo de profissão, a experiência profissional e o número de doentes atendidos por dia.

Técnicas estatísticas utilizadas :

Após a recolha de dados junto dos inquiridos selecionados, o cálculo do procedimento de pontuação é adotado seguindo o procedimento da técnica estatística para analisar os dados.

Para descobrir a relação entre as dimensões das atitudes dos médicos em relação aos medicamentos genéricos, são calculados os valores "r". São calculados os coeficientes de correlação para todas as dimensões.

Para medir a diferença significativa entre a amostra selecionada de professores nas suas atitudes, foram calculados a média e o desvio padrão para toda a amostra distribuída em função das variáveis e, finalmente, foi estabelecido o valor dos rácios críticos.

Nas páginas seguintes apresenta-se a discussão estatística dos dados obtidos a partir da amostra de atitudes dos médicos face aos medicamentos genéricos.

5 ANÁLISE E INTERPRETAÇÃO DOS DADOS

Este capítulo apresenta a análise e a interpretação dos dados. Os resultados apresentados para todas as hipóteses do presente estudo são verificados e testados. As implicações dos resultados são analisadas e interpretadas em relação à problemática do presente estudo, imediatamente após o teste de cada hipótese. A análise dos resultados de qualquer estudo deve basear-se num tratamento estatístico adequado. As medições das variáveis efectuadas no âmbito deste estudo devem ser apresentadas de forma clara e precisa; os resultados são analisados e apresentados em três partes. A primeira parte é consagrada ao teste das principais hipóteses relativas ao problema de investigação para o conjunto dos 20 elementos. A segunda parte é dedicada ao teste da hipótese principal relativa à dimensão em relação ao problema de investigação, enquanto a terceira parte é dedicada ao teste da hipótese subsidiária relativa à significância da diferença entre os inquiridos em relação à dimensão e em relação à variável.

Parte I: Verificação da primeira hipótese principal :

A primeira hipótese principal deste estudo é que não existe uma relação significativa entre as atitudes dos médicos em relação aos medicamentos genéricos.

Além disso, esta hipótese está dividida em duas partes para uma verificação clara. São as seguintes

Não houve diferença significativa entre os inquiridos para nenhuma das afirmações relativas às atitudes em relação aos medicamentos genéricos.

Não houve relação significativa entre as atitudes dos médicos em relação aos medicamentos genéricos em nenhuma das dimensões.

Para testar as hipóteses acima referidas, são calculados os coeficientes de correlação. Os valores "r" são calculados utilizando o método do momento produzido (Garrete, H.E., 1981). A significância dos valores "r" obtidos é testada contra as hipóteses nulas (Agarwal, Y.P. 1990).

Verificação da primeira grande hipótese do estudo :

A verificação da primeira hipótese principal do estudo, segundo a qual "não existe diferença significativa entre os inquiridos relativamente a todas as afirmações sobre as atitudes em relação aos medicamentos genéricos", é testada e apresentada no Quadro 4.1 Quadro 4.1

Quadro que mostra as atitudes dos médicos em relação aos medicamentos genéricos para todas as afirmações

S.N.	Declaração	Média
1	Costumo receitar medicamentos genéricos aos meus doentes	66.31%
2	Concordo que os medicamentos genéricos e de marca funcionam da mesma forma.	73.59%
3	Eu prescrevo medicamentos genéricos aos meus pacientes porque o seu preço é muito mais baixo do que o dos medicamentos de marca.	68.2%
4	Concordo que a utilização de medicamentos genéricos tem resultados negativos	21.36%
5	Concordo que a utilização de medicamentos genéricos promove a saúde pública no contexto da poupança de dinheiro para as pessoas.	59.61%
6	Reconheço que os componentes químicos e a composição dos medicamentos genéricos são menos eficazes do que os dos medicamentos de marca.	38.94%

7	Concordo que a prescrição de medicamentos genéricos tem um impacto negativo nas minhas capacidades profissionais.	42.54%
8	Aceito que "a minha receita com medicamentos genéricos" apresentada a outro médico possa ter um efeito negativo nas minhas capacidades profissionais.	29.67%
9	Não posso acreditar nos medicamentos genéricos porque o seu preço é demasiado baixo em comparação com os medicamentos de marca.	48.28%
10	Concordo em ser indulgente com os meus doentes se lhes oferecer medicamentos genéricos.	26.15%
11	Concordo que os medicamentos genéricos funcionam da mesma forma que os outros medicamentos de marca comuns.	42.17%
12	Aceito ser indulgente com os farmacêuticos e droguistas se prescrever medicamentos genéricos.	21.65%
13	Reconheço que a composição química dos medicamentos genéricos não é a mesma que a dos medicamentos de marca.	69.83%
14	Concordo que também eu uso medicamentos genéricos e que os meus familiares também o fazem.	54.37%
15	Reconheço que a utilização de medicamentos genéricos tem consequências negativas para a saúde pública e para a economia.	18.24%
16	A prescrição de medicamentos genéricos pode levar à sua substituição pelo farmacêutico ou droguista.	31.21%
17	Não estou preparado para prescrever medicamentos genéricos, mesmo que os organismos oficiais o tornem obrigatório.	19.29%
18	Reconheço que a utilização de medicamentos genéricos conduz frequentemente a grandes perdas para os fabricantes de medicamentos de marca.	27.36%

19	Reconheço que a prescrição de medicamentos genéricos é um teste para a minha profissão.	18.97%
20	Concordo que os doentes estão muito satisfeitos com os medicamentos genéricos.	73.91%

Gráfico 4.1

Gráfico das atitudes dos médicos em relação aos medicamentos genéricos para todas as afirmações

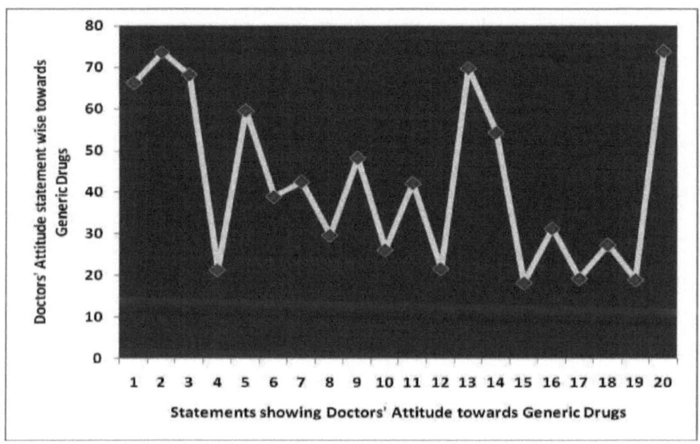

A partir da tabela e do gráfico acima, podemos ver que as atitudes dos médicos são mais favoráveis à afirmação n.º 20 - "Concordo que os doentes estão muito satisfeitos com os medicamentos genéricos", seguida das afirmações 2, 13, 3, 1, 5, 14, 9, 7, 11, 6, 16, 8, 18, 10, 12, 4, 17, 19 e menos favorável à afirmação 15 - "Concordo que a utilização de medicamentos genéricos tem consequências negativas para a saúde pública e para a economia". Isto indica que a atitude média global dos médicos que prescrevem medicamentos genéricos aos seus doentes é positiva.

Verificação da segunda hipótese principal do estudo :

A verificação da segunda hipótese principal do estudo, segundo a qual "não existe uma relação significativa entre as atitudes dos médicos em relação aos medicamentos genéricos de acordo com as dimensões", é testada e apresentada na tabela 4.2.

Quadro 4.2

Quadro que apresenta a matriz de inter-correlação para as diferentes dimensões das atitudes dos médicos em relação aos medicamentos genéricos.
dimensões das atitudes dos médicos em relação aos medicamentos genéricos

	Aspectos profissionais	Aspectos sanitário s	Aspectos económicos	Aspectos sociais e jurídicos	Atitude total dos médicos
1	1.00	0.52	0.59	0.55	0.61
2		1.00	0.41	0.37	0.38
3			1.00	0.43	0.41
4				1.00	0.59
Atitude total dos médicos					1.00

O quadro acima examina a importância da relação entre as diferentes dimensões das atitudes dos médicos em relação aos medicamentos genéricos. Além disso, em relação à hipótese, pode afirmar-se que existe uma relação positiva e significativa entre as dimensões das atitudes dos médicos. Os valores de "r" obtidos para todas as dimensões estão substancialmente correlacionados. Por conseguinte, a hipótese é rejeitada.

Além disso, conclui-se também que os "aspectos profissionais", em relação à atitude total dos médicos, ocupam o primeiro lugar (0,61), seguidos dos aspectos económicos (0,59), dos aspectos sociais e jurídicos (0,55) e dos aspectos relacionados com a saúde (0,52). Estas pontuações são elevadas e positivas.

No que diz respeito aos "aspectos de saúde", os "aspectos económicos" (0,41) ocupam o primeiro lugar e são moderadamente positivos, seguidos da "atitude total dos médicos" (0,38) e dos "aspectos sociais e jurídicos" (0,37), que são fracamente positivos.

Em termos de "aspectos económicos" em comparação com os "aspectos sociais e jurídicos" (0,43), estes ocupam o primeiro lugar, enquanto a "atitude total dos médicos" (0,41) ocupa o segundo lugar na ordem de preferência, o que é moderadamente positivo.

No que respeita aos "aspectos sociais e jurídicos", em comparação com a "atitude total dos médicos" (0,59), o resultado é positivamente elevado.

Pressupostos das filiais :

O teste de hipóteses para medir as atitudes dos médicos em relação aos medicamentos genéricos divide-se em sete categorias.

1. Não houve diferença significativa entre as atitudes dos médicos em relação aos medicamentos genéricos de acordo com a idade.
2. Não se registaram diferenças significativas entre as atitudes dos médicos em relação aos medicamentos genéricos, tendo em conta a localidade.
3. Não se registaram diferenças significativas entre as atitudes dos médicos em relação aos medicamentos genéricos, tendo em conta as qualificações profissionais.
4. Não existe uma diferença significativa entre as atitudes dos médicos em relação aos medicamentos genéricos consoante o tipo de profissão.
5. Não houve diferença significativa entre as atitudes dos médicos em relação aos medicamentos genéricos, tendo em conta o tipo de prática.

6. Não se registaram diferenças significativas entre as atitudes dos médicos em relação aos medicamentos genéricos quando se teve em conta a experiência profissional.
7. Não existe uma diferença significativa entre as atitudes dos médicos em relação aos medicamentos genéricos quando se tem em conta o número provável de doentes atendidos num dia.

As hipóteses acima são testadas tendo em conta as seguintes variáveis para medir as atitudes dos médicos em relação aos medicamentos genéricos.

A verificação da hipótese "Não existe diferença significativa entre as atitudes dos médicos em relação aos medicamentos genéricos em função da idade" é testada na tabela 4.3.

Quadro 4.3

Quadro que mostra a diferença significativa entre os médicos na sua atitude em relação aos medicamentos genéricos, tendo em conta a idade.
atitudes em relação aos medicamentos genéricos, tendo em conta a idade

Categoria da variável	N	Médias	S.D	't'	Observações
Menos de 45	52	50.52	10.16	3.78	Importante ao nível 0,01
Mais de 45 anos Idade	73	57.34	9.49		
Aspectos profissionais					
Menos de 45	52	10.9	2.43	2.0	Importante ao nível de 0,05
Mais de 45 anos Idade	73	11.24	2.17		
Aspectos sanitários					
Idade inferior a 45 anos	52	16.68	3.48	2.11	Importante ao nível de 0,05
Mais de 45 anos Idade	73	15.37	3.45		

Aspectos económicos Idade inferior a 45 anos Mais de 45 anos Idade	52 73	9.03 8.32	1.79 1.75	2.21	Importante ao nível de 0,05
Aspectos sociais e jurídicos Idade inferior a 45 anos Mais de 45 anos Idade	52 73	4.73 4.59	0.73 0.69	0.43	Não significativo a qualquer nível

Gráfico 4.2
Gráfico que mostra a diferença significativa entre os médicos na sua atitude em relação aos medicamentos genéricos. em relação aos medicamentos genéricos de acordo com as dimensões, tendo em conta a idade

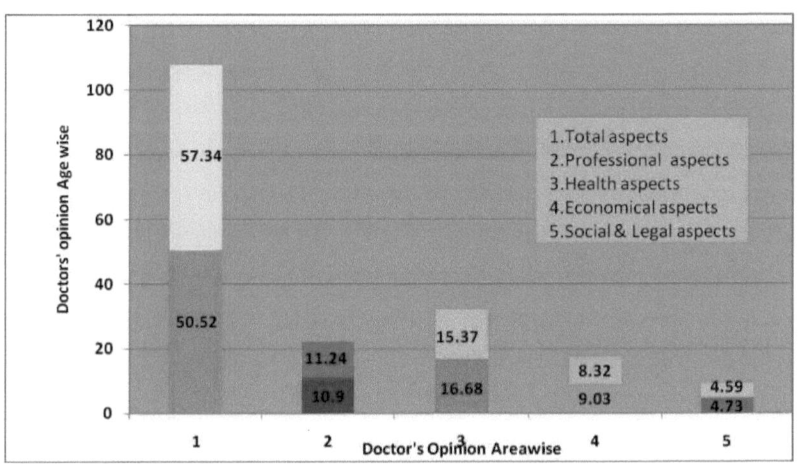

O quadro e o gráfico acima mostram que a atitude dos médicos com mais de 45 anos em relação à utilização de medicamentos genéricos é mais elevada do que a dos médicos com menos de 45 anos. Uma vez que o valor obtido para 't' 3,78 é superior a 1,96 e 2,58, que são significativos aos níveis 0,05 e 0,01, respetivamente. Por conseguinte, a hipótese nula é rejeitada.

No que respeita à verificação por dimensão, podemos concluir que os médicos com mais de 45 anos têm uma opinião mais favorável do que os seus congéneres, ou seja, os médicos com menos de 45 anos, no que respeita aos aspectos profissionais. O valor obtido para "t" 2,0 é superior a 1,96 e inferior a 2,58, o que é significativo ao nível de 0,05. Por conseguinte, a hipótese nula é rejeitada.

Os médicos com menos de 45 anos têm uma melhor opinião sobre os aspectos relacionados com a saúde do que os médicos com mais de 45 anos. O valor obtido para "t" 2,11 é superior a 1,96 mas inferior a 2,58, o que é significativo ao nível de 0,05. Por conseguinte, a hipótese nula é rejeitada.

Os médicos com menos de 45 anos têm uma melhor opinião sobre os aspectos económicos do que os médicos com mais de 45 anos. O valor obtido para "t" 2,21 é superior a 1,96 mas inferior a 2,58, o que é significativo ao nível de 0,05. Por conseguinte, a hipótese nula é rejeitada.

Não se registaram diferenças significativas entre os médicos com menos de 45 anos e os médicos com mais de 45 anos no que respeita aos aspectos sociais e jurídicos. Dado que o valor obtido para "t" 0,43 não é significativo a qualquer nível, aceita-se a hipótese nula. Por conseguinte, a hipótese nula é aceite.

A verificação da hipótese "Não existe diferença significativa entre as atitudes dos médicos em relação aos medicamentos genéricos, tendo em conta a localidade" é testada no quadro 4.4.

Quadro 4.4

Quadro que mostra a diferença significativa entre os médicos na sua atitude em relação aos medicamentos genéricos. atitude em relação aos medicamentos genéricos, tendo em conta a localidade

Categoria da variável	N	Médias	S.D	't'	Observações
Zonas rurais	56	49.52	8.59	2.07	Significativo ao nível de 0,05
Zonas urbanas	69	46.34	8.53		
Aspectos profissionais					
Zonas rurais	56	14.21	3.78	1.77	Não significativo a qualquer nível
Zonas urbanas	69	15.36	3.42		
Aspectos sanitários					
Zonas rurais	56	16.51	3.56	1.14	Não significativo a qualquer nível
Zonas urbanas	69	15.79	3.44		
Aspectos económicos					
Zonas rurais	56	8.43	1.69	1.53	Não significativo a qualquer nível
Zonas urbanas	69	8.89	1.63		
Aspectos sociais e jurídicos					
Zonas rurais	56	4.87	0.71	1.33	Não significativo a qualquer nível
Zonas urbanas	69	4.71	0.67		

Gráfico 4.3

Gráfico que mostra a diferença significativa entre os médicos na sua atitude em relação aos medicamentos genéricos, por dimensão, tendo em conta a localidade.

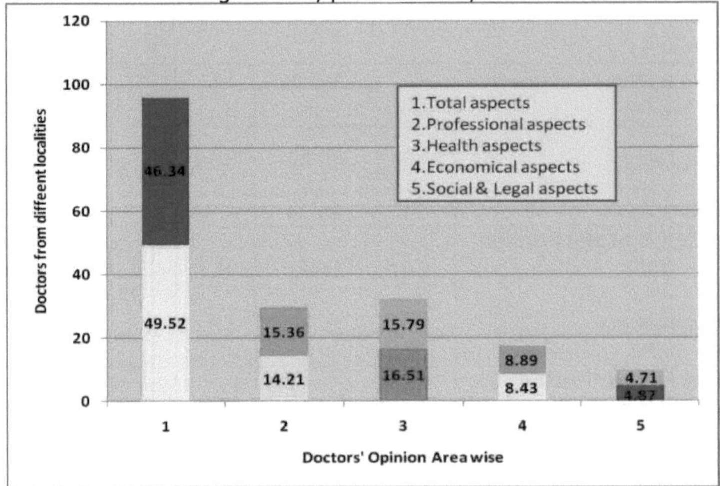

A partir do quadro e do gráfico acima apresentados, pode concluir-se que a atitude dos médicos das localidades rurais em relação à utilização de medicamentos genéricos é inferior à dos médicos das localidades urbanas. Uma vez que o valor "t" de 2,07 obtido é superior a 1,96 mas inferior a 2,58, o que é significativo ao nível de 0,05, a hipótese nula é rejeitada. Por conseguinte, a hipótese nula é rejeitada.

No que respeita à verificação por dimensão, conclui-se que os médicos das zonas rurais e urbanas não diferem significativamente. Isto mostra que, embora exista uma diferença notória entre as médias destas categorias de inquiridos, estas não são estatisticamente corroboradas. Este facto indica claramente que as atitudes dos médicos em relação aos aspectos profissionais são as mesmas. Uma vez que o valor t de 1,77 não é significativo a nenhum nível, a hipótese nula é aceite. Por conseguinte, a hipótese nula é aceite.

Não se registou uma diferença significativa entre os médicos das zonas rurais e das zonas urbanas. Isto mostra que, embora exista uma diferença notória entre as médias destas categorias de inquiridos, estas não são estatisticamente corroboradas. Este facto indica claramente que as atitudes dos médicos em relação a questões relacionadas com a saúde são as mesmas. O valor obtido de "t" 1,14 não é significativo a nenhum nível. Por conseguinte, a hipótese nula é aceite.

Não se registou uma diferença significativa entre os médicos das zonas rurais e das zonas urbanas. Isto mostra que, embora haja uma diferença notável entre as médias destas categorias de inquiridos, elas não são estatisticamente corroboradas. Isto indica claramente que as atitudes dos médicos em relação às questões económicas são as mesmas. O valor obtido de "t" 1,53 não é significativo a nenhum nível. Por conseguinte, a hipótese nula é aceite.

Não se registou uma diferença significativa entre os médicos das zonas rurais e das zonas urbanas. Isto mostra que, embora haja uma diferença notável entre as médias destas categorias de inquiridos, elas não são estatisticamente corroboradas. Este facto indica claramente que as atitudes dos médicos em relação às questões sociais e jurídicas são as mesmas. O valor obtido de "t" 1,33 não é significativo a nenhum nível. Por conseguinte, a hipótese nula é aceite.

A hipótese seguinte é testada na tabela 4.5: "Não existe diferença significativa entre as atitudes dos médicos em relação aos medicamentos genéricos, tendo em conta as qualificações profissionais".

Quadro 4.5

Quadro que mostra a diferença significativa entre os médicos na sua atitude em relação aos medicamentos genéricos, tendo em conta as suas qualificações profissionais. em relação aos medicamentos genéricos, tendo em conta as suas qualificações profissionais.

Categoria da variável	N	Médias	S.D	't'	Observações
M.B.B.S.,	72	41.38	7.87	1.24	Não significativo a todos os níveis
Diplomados do ensino superior	53	43.19	8.16		
Aspectos profissionais M.B.B.S.,	72	15.98	2.59	0.72	Não significativo a todos os níveis
Diplomados do ensino superior	53	16.43	3.93		
Aspectos sanitários M.B.B.S.,	72	16.83	3.47	1.59	Não significativo a todos os níveis
Diplomados do ensino superior	53	15.81	3.61		
Aspectos económicos M.B.B.S.,	72	8.35	1.24	2.29	Importante ao nível de 0,05
Diplomados do ensino superior	53	8.97	1.68		
Aspectos sociais e jurídicos M.B.B.S.,	72	3.88	0.49	1.33	Não significativo a todos os níveis
Diplomados do ensino superior	53	3.89	0.36		

Gráfico 4.4

Gráfico que mostra a diferença significativa entre as atitudes dos médicos em relação aos medicamentos genéricos, tendo em conta as qualificações profissionais

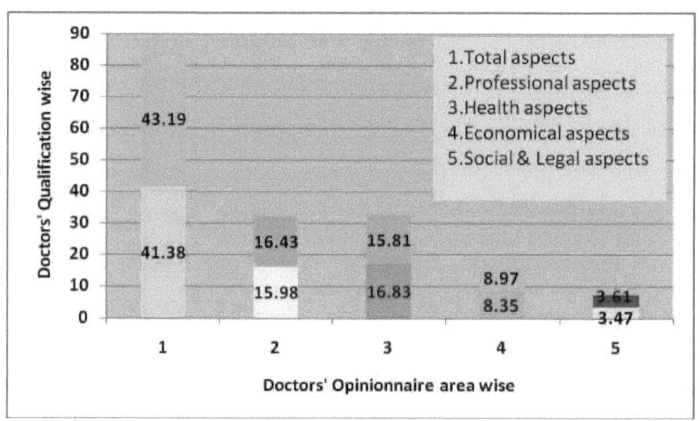

A partir da tabela e do gráfico acima, podemos concluir que os médicos das zonas rurais e urbanas não diferem significativamente nas suas atitudes em relação aos medicamentos genéricos. Isto mostra que, embora exista uma diferença notória entre estas categorias de médicos, ela não é estatisticamente corroborada. Este facto indica claramente que a opinião dos médicos considerados como pertencentes à categoria de qualificação é a mesma. Uma vez que o valor obtido de "t" 1,24 não é significativo a qualquer nível, a hipótese nula é aceite. Por conseguinte, a hipótese nula é aceite.

No que respeita à verificação por dimensão, conclui-se que os médicos licenciados e os médicos pós-graduados não apresentam diferenças significativas. Isto mostra que, embora haja uma diferença notória entre as médias destas categorias de inquiridos, elas não são estatisticamente corroboradas. Este facto indica claramente que as atitudes dos médicos em relação aos aspectos profissionais são as mesmas. O valor "t" de 0,72 não é significativo a nenhum nível, pelo que a hipótese nula é aceite. A hipótese nula é, portanto, aceite.

Os licenciados em medicina e os licenciados em medicina não diferem significativamente em nenhum aspeto da saúde. O valor obtido de 't' 1,59 não é significativo a qualquer nível. Por conseguinte, a hipótese nula é aceite.

As atitudes dos médicos com um M.B.B.S. e dos médicos com um diploma de medicina diferem significativamente. A atitude dos médicos com um M.B.B.S. em relação aos aspectos económicos é mais elevada do que a dos médicos licenciados. O valor obtido para "t" 2,29 é superior a 1,96 mas inferior a 2,58, o que é significativo ao nível de 0,05. Por conseguinte, a hipótese nula é rejeitada.

Não se registaram diferenças significativas entre os licenciados em medicina e os licenciados em medicina. Isto mostra que, embora haja uma diferença notável entre as médias destas categorias de inquiridos, elas não são estatisticamente corroboradas. Este facto indica claramente que as atitudes dos médicos em relação às questões sociais e jurídicas são as mesmas. O valor obtido de "t" 1,33 não é significativo a nenhum nível. Por conseguinte, a hipótese nula é aceite.

A verificação da hipótese "Não há diferença significativa entre as atitudes dos médicos em relação aos medicamentos genéricos, tendo em conta o tipo de profissão" é testada na tabela 4.6 abaixo.

Quadro 4.6

Quadro que mostra a diferença significativa entre os médicos na sua atitude em relação aos medicamentos genéricos, tendo em conta o tipo de profissão.

Categoria da variável	N	Médias	S.D	't'	Observações
Médico	75	41.21	7.38	2.35	Significativo ao nível de 0,05
Cirurgião	50	44.29	7.29		
Aspectos profissionais					
Médico	75	14.27	3.37	2.25	Significativo a 0,05 nível
Cirurgião	50	15.69	3.51		

Aspectos de saúde Médico Cirurgião	75 50	15.61 14.75	3.25 3.07	1.5	Não significativo a todos os níveis
Aspectos económicos Doutor Cirurgião	75 50	8.21 7.64	1.46 1.54	2.11	Importante ao nível de 0,05
Aspectos sociais e jurídicos Doutor Cirurgião	75 50	5.09 4.92	0.45 0.48	2.13	Importante ao nível de 0,05

Figura 4.5

Gráfico que mostra a diferença significativa entre as atitudes dos médicos em relação aos medicamentos genéricos, tendo em conta o tipo de profissão.

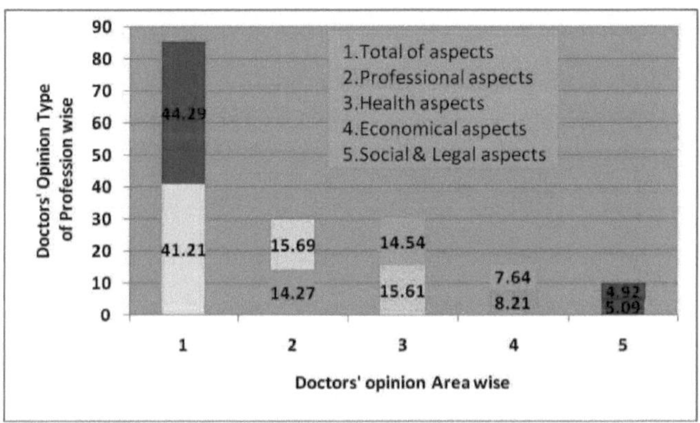

A partir da tabela e do gráfico acima, podemos concluir que os médicos individuais e os médicos assalariados têm atitudes muito diferentes em relação aos medicamentos genéricos. O valor médio de 41,21 obtido pelos médicos é inferior ao valor médio de 44,29 obtido pelos cirurgiões. O valor obtido para "t" 2,35 é superior a 1,96 mas inferior a 2,58, o que é significativo ao nível de 0,05. Por conseguinte, a hipótese nula é rejeitada.

No que respeita à verificação por dimensão, conclui-se que os médicos e os cirurgiões diferem significativamente no que respeita aos aspectos profissionais. O valor médio de 14,27 obtido pelos médicos é inferior ao valor médio de 15,69 obtido pelos cirurgiões. O valor obtido para "t" 2,25 é superior a 1,96 mas inferior a 2,58, o que é significativo ao nível de 0,05. Por conseguinte, a hipótese nula é rejeitada.

Os médicos e os cirurgiões não apresentam qualquer diferença significativa nos aspectos relacionados com a saúde. Isto mostra que, embora exista uma diferença notória entre as médias obtidas pelos inquiridos nestas categorias, estas não são estatisticamente corroboradas. Este facto indica claramente que os médicos considerados na categoria "Tipo de profissão" têm a mesma opinião. Dado que o valor obtido para "t" 1,5 não é significativo a qualquer nível, mantém-se a hipótese nula. Por conseguinte, mantém-se a hipótese nula.

Os médicos e os cirurgiões diferem significativamente no que diz respeito aos aspectos económicos. O valor médio de 8,21 obtido pelos médicos é superior ao valor médio de 7,64 obtido pelos cirurgiões. Este facto demonstra que a atitude dos médicos é superior à dos cirurgiões. O valor t de 2,11 obtido é superior a 1,96 mas inferior a 2,58, o que é significativo ao nível de 0,05. Por conseguinte, a hipótese nula é rejeitada.

Os médicos e os cirurgiões diferem significativamente no que diz respeito aos aspectos sociais e jurídicos. O valor médio de 5,61 obtido pelos médicos é superior ao valor médio de 4,75 obtido pelos cirurgiões. Isto mostra que os médicos têm uma média mais elevada do que os cirurgiões. O valor t de 2,13 obtido é superior a 1,96 mas inferior a 2,58, o que é significativo ao nível de 0,05. Por conseguinte, a hipótese nula é rejeitada.

A tabela 4.7 seguinte testa a hipótese "Não existe diferença significativa entre as atitudes dos médicos em relação aos medicamentos genéricos, tendo em conta o tipo de prática".

Quadro 4.7

Tabela que mostra a diferença significativa entre os médicos na sua atitude em relação aos medicamentos genéricos, tendo em conta o tipo de prática. atitudes em relação aos medicamentos genéricos por tipo de prática

Categoria da variável	N	Médias	S.D	V	Observações
Individual	66	43.83	8.64	1.85	Não significativo a todos os níveis
Empregado	59	46.46	7.29		
Aspectos profissionais					
Individual	66	14.95	3.59	1.58	Não significativo a todos os níveis
Empregado	59	15.87	2.93		
Aspectos sanitários					
Individual	66	16.78	3.49	1.95	Não significativo a todos os níveis
Empregado	59	15.57	3.47		
Aspectos económicos					
Individual	66	8.14	1.78	2.4	Importante ao nível de 0,05
Empregado	59	8.79	1.28		
Aspectos sociais e jurídicos	66	4.89	0.54	1.5	Não significativo a todos os níveis
Empregado	59	5.01	0.45		

Gráfico 4.6

Gráfico que mostra a diferença significativa entre os médicos na sua atitude face aos medicamentos genéricos, tendo em conta o tipo de prática. face aos medicamentos genéricos, tendo em conta o tipo de prática

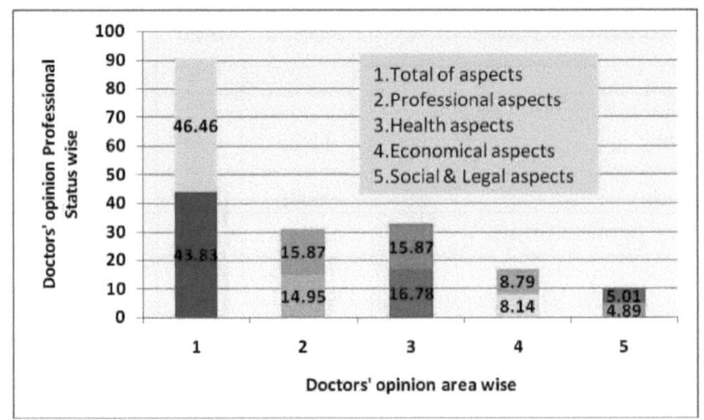

A partir da tabela e do gráfico acima, podemos concluir que os médicos individuais e os médicos assalariados não diferem significativamente nas suas atitudes em relação aos medicamentos genéricos. Isto mostra que, embora exista uma diferença notória entre estas categorias de médicos, ela não é estatisticamente corroborada. Este sítio indica claramente que a opinião dos médicos considerados na categoria "Tipo de profissão" é a mesma. O valor "t" de 1,85 obtido não é significativo a nenhum nível, pelo que a hipótese nula é aceite. A hipótese nula é, portanto, aceite.

No que respeita à verificação por dimensão, podemos concluir que os médicos individuais e os médicos assalariados não apresentam diferenças significativas. Isto mostra que, embora haja uma diferença notória entre as médias destas categorias de inquiridos, elas não são estatisticamente corroboradas. Este facto indica claramente que as atitudes dos médicos em relação aos aspectos profissionais são as mesmas. O valor obtido de "t" 1,58 não é significativo a nenhum nível. Por conseguinte, a hipótese nula é aceite.

Não se registou uma diferença significativa entre médicos individuais e médicos assalariados. Isto mostra que, embora exista uma diferença notória entre as médias destas categorias de inquiridos, estas não são estatisticamente corroboradas. Este facto indica claramente que as atitudes dos médicos em relação a questões relacionadas com a saúde são as mesmas. O valor obtido de "t" 1,58 não é significativo a nenhum nível. Por conseguinte, a hipótese nula é aceite.

Registaram-se diferenças significativas entre os médicos individuais e os médicos assalariados. O valor médio obtido pelos médicos em nome individual é de 8,14 e o valor médio obtido pelos médicos assalariados é de 8,79. Este facto demonstra que a atitude dos médicos em nome individual é inferior à dos médicos assalariados. O valor obtido para "t" 2,4 é superior a 1,96 mas inferior a 2,58, o que é significativo ao nível de 0,05. Por conseguinte, a hipótese nula é rejeitada.

Não se registou uma diferença significativa entre médicos individuais e médicos assalariados. Isto mostra que, embora haja uma diferença notável entre as médias destas categorias de inquiridos, elas não são estatisticamente corroboradas. Este facto indica claramente que as atitudes dos médicos em relação às questões sociais e jurídicas são as mesmas. O valor obtido de "t" 1,5 não é significativo a nenhum nível. Por conseguinte, a hipótese nula é aceite.

A verificação da hipótese "Não existe diferença significativa entre as atitudes dos médicos em relação aos medicamentos genéricos, tendo em conta a experiência profissional" é testada na tabela 4.8.

Quadro 4.8

Tabela que mostra a diferença significativa entre os médicos na sua atitude em relação aos medicamentos genéricos, tendo em conta a experiência profissional. Variável categoria	N	Médias	S.D	't'	Observaçõe s
Menos de 10 anos Mais de 10 anos	59 66	46.69 43.87	8.61 7.34	1.95	Não significativo a qualquer nível
Aspectos profissionais Menos de 10 anos Mais de 10 anos	59 66	15.37 14.61	3.55 2.91	1.31	Não significativo a qualquer nível
Aspectos sanitários Menos de 10 anos Mais de 10 anos	59 66	17.54 16.62	3.49 2.49	1.7	Não significativo a qualquer nível
Aspectos económicos Menos de 10 anos Mais de 10 anos	59 66	8.48 8.91	1.72 1.21	1.59	Não significativo a qualquer nível
Aspectos sociais e jurídicos Menos de 10 anos Mais de 10 anos	59 66	4.97 5.12	0.47 0.45	1.88	Não significativo a qualquer nível

Figura 4.7
Tabela que mostra a diferença significativa entre os médicos na sua atitude em relação aos medicamentos genéricos, tendo em conta a experiência profissional.

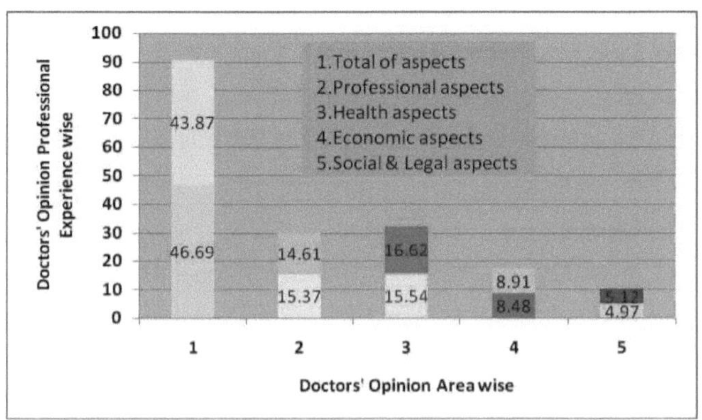

A partir da tabela e do gráfico acima, podemos concluir que os médicos com diferentes experiências profissionais não têm atitudes muito diferentes em relação aos medicamentos genéricos. Isto mostra que, embora existam diferenças notórias entre estas categorias de médicos, elas não são estatisticamente corroboradas. Este facto indica claramente que a opinião dos médicos da categoria de experiência profissional é a mesma. O valor obtido de "t" 1,95 não é significativo a nenhum nível. Por conseguinte, a hipótese nula é aceite.

No que respeita ao controlo por dimensão, conclui-se que os médicos com menos de 10 anos de experiência e os que têm mais de 10 anos de experiência não apresentam diferenças significativas. Isto mostra que, embora haja uma diferença notória entre as médias destas categorias de inquiridos, estatisticamente não são corroboradas. Este facto indica claramente que a atitude destes médicos em relação aos aspectos profissionais é a mesma. O valor obtido de "t" 1,31 não é significativo a nenhum nível. Por conseguinte, a hipótese nula é aceite.

Não se registou uma diferença significativa entre os médicos com menos de 10 anos de experiência e os médicos com mais de 10 anos de experiência. Isto mostra que, embora exista uma diferença notória entre as médias destas categorias de inquiridos, estas não são estatisticamente corroboradas. Este facto indica claramente que as atitudes dos médicos em relação a questões relacionadas com a saúde são as mesmas. Uma vez que o valor obtido de "t" 1,7 não é significativo a qualquer nível, a hipótese nula é aceite. Por conseguinte, a hipótese nula é aceite.

Não se registou uma diferença significativa entre os médicos com menos de 10 anos de experiência e os médicos com mais de 10 anos de experiência. Isto mostra que, embora exista uma diferença notória entre as médias destas categorias de inquiridos, estas não são estatisticamente corroboradas. Isto indica claramente que as atitudes dos médicos em relação aos aspectos económicos são as mesmas. O valor obtido de "t" 1,59 não é significativo a nenhum nível. Por conseguinte, a hipótese nula é aceite.

Não se registou uma diferença significativa entre os médicos com menos de 10 anos de experiência e os médicos com mais de 10 anos de experiência. Isto mostra que, embora haja uma diferença notável entre as médias destas categorias de inquiridos, elas não são estatisticamente corroboradas. Este facto indica claramente que as atitudes dos médicos em relação às questões sociais e jurídicas são as mesmas. O valor obtido de "t" 1,88 não é significativo a nenhum nível. Por conseguinte, a hipótese nula é aceite.

A verificação da hipótese "Não existe diferença significativa entre as atitudes dos médicos em relação aos medicamentos genéricos, tendo em conta o número provável de doentes atendidos num dia" é testada na tabela 4.9 seguinte.

Quadro 4.9

Quadro que mostra a diferença significativa entre os médicos na sua atitude em relação à utilização de medicamentos genéricos Número provável de São tidos em conta os doentes atendidos ao longo de um cão

Categoria da variável	N	Médias	S.D	't'	Observações
Menos de 30 pacientes por dia	70	43.74	8.43	1.38	Não significativo a qualquer nível
Mais de 30 pacientes por dia	55	45.69	7.31		
Aspectos profissionais					
Menos de 30 pacientes por dia	70	13.51	3.49	1.44	Não significativo a qualquer nível
Mais de 30 pacientes por dia	55	14.35	2.94		
Aspectos sanitários					
Menos de 30 pacientes por dia	70	15.27	3.47	2.47	Significativo ao nível de 0,05
Mais de 30 pacientes por dia	55	16.58	2.51		
Aspectos económicos					
Menos de 30 pacientes por dia	70	8.69	1.68	3.58	Significativo ao nível de 0,01
Mais de 30 pacientes por dia	55	7.75	1.39		
Aspectos sociais e jurídicos					
Menos de 30 pacientes por dia	70	4.78	0.45	2.14	Significativo ao nível de 0,05
Mais de 30 pacientes por dia	55	4.93	0.39		

Gráfico 4.8

Gráfico que mostra a diferença significativa entre as atitudes dos médicos em relação aos medicamentos genéricos, tendo em conta o número provável de doentes atendidos num dia.

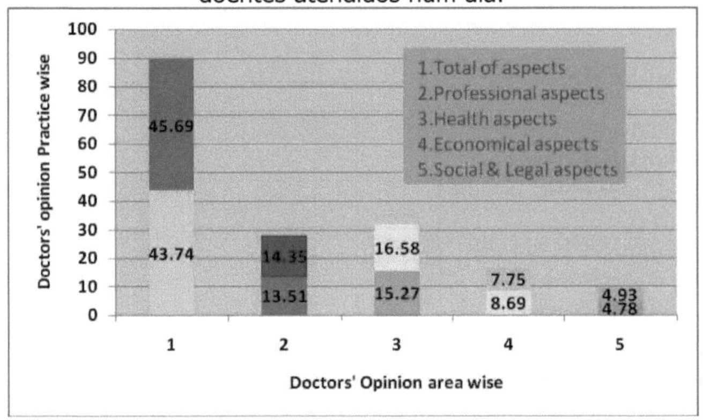

A partir da tabela e do gráfico acima, podemos concluir que o número de pacientes atendidos por dia pelos médicos não difere significativamente na sua atitude em relação aos medicamentos genéricos. Isto mostra que, embora haja uma diferença notória entre estas categorias de médicos, estatisticamente não são corroboradas. Este facto indica claramente que a opinião dos médicos considerada em termos do número de doentes atendidos por dia é a mesma. Como o valor obtido de "t" 1,38 não é significativo a nenhum nível, aceita-se a hipótese nula. Por conseguinte, a hipótese nula é aceite.

No que respeita à verificação por dimensão, conclui-se que - os médicos que examinam menos e mais de 30 doentes por dia não apresentam diferenças significativas. Isto mostra que, embora haja uma diferença notória entre as médias destas categorias de inquiridos, estatisticamente não são corroboradas. Este facto indica claramente que a atitude destes médicos em relação aos aspectos profissionais é a mesma. O valor obtido de "t" 1,44 não é significativo a nenhum nível. Por conseguinte, a hipótese nula é aceite.

Os médicos que examinam menos de 30 pacientes por dia e os que examinam mais de 30 pacientes por dia diferem significativamente em termos de aspectos de saúde. O valor médio obtido pelos médicos que atendem menos de 30 pacientes por dia é de 15,27, enquanto o dos médicos que atendem menos de 30 pacientes por dia é de 16,58. Isto mostra que os médicos que atendem mais de 30 pacientes por dia têm uma atitude mais positiva do que os médicos que atendem menos de 30 pacientes por dia. O valor obtido para "t" 2,47 é superior a 1,96 mas inferior a 2,58, o que é significativo ao nível de 0,05. Por conseguinte, a hipótese nula é rejeitada.

Os médicos que examinam menos de 30 doentes por dia e os que examinam mais de 30 doentes por dia apresentam diferenças significativas em termos de aspectos económicos. Isto mostra que o valor médio de 8,69 obtido pelos médicos que examinam menos de 30 doentes por dia é superior ao valor médio de 7,75 obtido pelos médicos que examinam mais de 30 doentes por dia. O valor "t" obtido de 3,58 é superior a 1,96 e 2,58, que são significativos aos níveis de 0,05 e 0,01, respetivamente. Por conseguinte, a hipótese nula é rejeitada.

Os médicos que examinam menos de 30 pacientes por dia e os que examinam mais de 30 pacientes por dia apresentam diferenças significativas no que respeita aos aspectos sociais e jurídicos. Isto mostra que o valor médio de 4,78 obtido pelos médicos que examinam menos de 30 doentes por dia é inferior ao valor médio de 4,93 obtido pelos médicos que examinam mais de 30 doentes por dia. O valor t de 2,14 obtido é superior a 1,96 mas inferior a 2,58, o que é significativo ao nível de 0,05. Por conseguinte, a hipótese nula é rejeitada.

Uma visão geral :

O objetivo do estudo era medir a atitude dos médicos de Vizianagaram em relação aos medicamentos genéricos. Os dados foram obtidos dos inquiridos através de um questionário de opinião distribuído a 45 médicos registados e foi aplicado um tratamento estatístico aos dados obtidos dos inquiridos para medir a atitude em relação aos medicamentos genéricos. Após o tratamento estatístico, foram obtidos os seguintes resultados

Verificou-se que os médicos têm uma opinião muito favorável à afirmação n.º 20 - "Concordo que os doentes manifestam um elevado grau de satisfação com os medicamentos genéricos", seguindo-se as afirmações numeradas por ordem cronológica preferencial 2, 13, 3, 1, 5, 14, 9, 7, 11, 6, 16, 8, 18, 10, 12, 4, 17, 19 e a menor preferência pela afirmação n.º 15 - "Concordo que a utilização de medicamentos genéricos tem consequências negativas para a saúde pública e para a economia". Isto indica que a atitude média global dos médicos que prescrevem medicamentos genéricos aos seus doentes é positiva.

Existe uma relação positiva e significativa entre as dimensões das atitudes dos médicos. Os valores de "r" obtidos para todas as dimensões estão substancialmente correlacionados. Por conseguinte, a hipótese é rejeitada.

Além disso, conclui-se também que os "aspectos profissionais", em relação à atitude total dos médicos, ocupam o primeiro lugar (0,61), seguidos dos aspectos económicos (0,59), dos aspectos sociais e jurídicos (0,55) e dos aspectos relacionados com a saúde (0,52). Estas pontuações são elevadas e positivas.

Os "aspectos de saúde" em comparação com os "aspectos económicos" (0,41) estão em primeiro lugar e são moderadamente positivos, seguidos da "atitude total dos médicos" (0,38) e dos "aspectos sociais e jurídicos" (0,37), que são fracamente positivos.

Os "aspectos económicos", comparados com os "aspectos sociais e jurídicos" (0,43), ocupam o primeiro lugar, enquanto a "atitude total dos médicos" (0,41) ocupa o segundo lugar na ordem de preferência, que é moderadamente positiva.

No que respeita aos "aspectos sociais e jurídicos", em comparação com a "atitude total dos médicos" (0,59), o resultado é positivamente elevado.

Podemos concluir que a atitude dos médicos com mais de 45 anos relativamente à utilização de medicamentos genéricos é mais elevada do que a dos médicos com menos de 45 anos.

Em termos de verificação por dimensão, podemos concluir que os médicos com mais de 45 anos têm uma melhor opinião do que os seus homólogos, ou seja, os médicos com menos de 45 anos, no que diz respeito aos aspectos profissionais.

Os médicos com menos de 45 anos têm uma melhor opinião sobre os aspectos relacionados com a saúde do que os médicos com mais de 45 anos.

Os médicos com menos de 45 anos têm uma melhor opinião sobre os aspectos económicos do que os médicos com mais de 45 anos.

Não existem diferenças significativas entre os médicos com menos de 45 anos e os médicos com mais de 45 anos no que respeita aos aspectos sociais e jurídicos.

Conclui-se que a atitude dos médicos das localidades rurais em relação à utilização de medicamentos genéricos é inferior à dos médicos das localidades urbanas.

No que respeita à verificação por dimensão, conclui-se que os médicos das zonas rurais e urbanas não diferem significativamente. Isto mostra que, embora haja uma diferença notória entre as médias destas categorias de inquiridos, elas não são estatisticamente corroboradas. Este facto indica claramente que as atitudes dos médicos em relação às questões profissionais são as mesmas.

Não se registaram diferenças significativas entre os médicos das zonas rurais e os das zonas urbanas. Isto mostra que, embora exista uma diferença notável entre as médias destas categorias, os médicos das zonas rurais e das zonas urbanas não são significativamente diferentes.

As respostas dos inquiridos não são estatisticamente corroboradas. Este facto indica claramente que as atitudes dos médicos em relação a questões relacionadas com a saúde são as mesmas.

Não se registou uma diferença significativa entre os médicos das zonas rurais e das zonas urbanas. Isto mostra que, embora haja uma diferença notável entre as médias destas categorias de inquiridos, elas não são estatisticamente corroboradas. Isto indica claramente que as atitudes dos médicos em relação às questões económicas são as mesmas.

Não se registou uma diferença significativa entre os médicos das zonas rurais e das zonas urbanas. Isto mostra que, embora haja uma diferença notável entre as médias destas categorias de inquiridos, elas não são estatisticamente corroboradas. Este facto indica claramente que as atitudes dos médicos em relação às questões sociais e jurídicas são as mesmas.

Pode concluir-se que os médicos das zonas rurais e urbanas não apresentam diferenças significativas nas suas atitudes em relação aos medicamentos genéricos. Isto mostra que, embora exista uma diferença notória entre estas categorias de médicos, ela não é estatisticamente corroborada. Este facto indica claramente que a opinião dos médicos considerados como pertencentes à categoria de qualificação é a mesma.

No que respeita à verificação por dimensão, conclui-se que os médicos licenciados e os médicos pós-graduados não apresentam diferenças significativas. Isto mostra que, embora haja uma diferença notória entre as médias destas categorias de inquiridos, elas não são estatisticamente corroboradas. Este facto indica claramente que as atitudes dos médicos face aos aspectos profissionais são as mesmas.

Existem diferenças significativas entre os médicos com um M.B.B.S. e os médicos com um diploma de pós-graduação. Os médicos com um M.B.B.S. têm uma média mais elevada do que os médicos com um diploma de pós-graduação em aspectos relacionados com a saúde.

Os médicos licenciados e os médicos mestres diferem significativamente no que diz respeito aos aspectos económicos. Os médicos diplomados têm uma média mais elevada do que os médicos licenciados e os médicos diplomados.

Não se registaram diferenças significativas entre os licenciados em medicina e os licenciados em medicina. Isto mostra que, embora haja uma diferença notável entre as médias destas categorias de inquiridos, elas não são estatisticamente corroboradas. Este facto indica claramente que as atitudes dos médicos em relação às questões sociais e jurídicas são as mesmas.

Conclui-se que os médicos individuais e os médicos assalariados diferem significativamente na sua atitude em relação aos medicamentos genéricos. Os médicos têm um valor médio mais baixo do que os cirurgiões.

No que respeita à verificação por dimensão, conclui-se que - os médicos e os cirurgiões diferem significativamente no que respeita aos aspectos profissionais. Os médicos têm um valor médio inferior ao dos cirurgiões.

Os médicos e os cirurgiões não apresentam qualquer diferença significativa nos aspectos relacionados com a saúde. Isto mostra que, embora haja uma diferença notória entre as médias obtidas pelos inquiridos nestas categorias, elas não são estatisticamente corroboradas. Este facto indica claramente que os médicos considerados na categoria "Tipo de profissão" têm a mesma opinião.

Os médicos e os cirurgiões diferem significativamente no que diz respeito aos aspectos económicos. O valor médio obtido pelos médicos é mais elevado do que o obtido pelos cirurgiões.

Os médicos e os cirurgiões diferem significativamente no que diz respeito aos aspectos sociais e jurídicos. O valor médio obtido pelos médicos é superior ao obtido pelos cirurgiões.

Conclui-se que os médicos individuais e assalariados não diferem significativamente na sua atitude em relação aos medicamentos genéricos. Este facto mostra que, embora exista uma diferença notória entre estas categorias de médicos, ela não é estatisticamente corroborada. Este facto indica claramente que a opinião dos médicos considerados na categoria Tipo de profissão é a mesma.

No que respeita à verificação por dimensão, conclui-se que - os particulares e os médicos assalariados não apresentam diferenças significativas. Isto mostra que, embora haja uma diferença notória entre as médias destas categorias de inquiridos, estatisticamente não são corroboradas. Este facto indica claramente que as atitudes dos médicos em relação às questões profissionais são as mesmas.

Não se registou uma diferença significativa entre médicos individuais e médicos assalariados. Isto mostra que, embora exista uma diferença notória entre as médias destas categorias de inquiridos, estas não são estatisticamente corroboradas. Este facto indica claramente que as atitudes dos médicos em relação a questões relacionadas com a saúde são as mesmas.

Existem diferenças significativas entre os médicos em nome individual e os médicos assalariados. O valor médio obtido pelos médicos em nome individual é inferior ao dos médicos assalariados no que se refere aos aspectos económicos.

Não existem diferenças significativas entre médicos individuais e médicos assalariados no que respeita aos aspectos sociais e jurídicos.

Pode concluir-se que os médicos com diferentes experiências profissionais não diferem significativamente na sua atitude em relação aos medicamentos genéricos. Este facto mostra que, embora existam diferenças notórias entre estas categorias de médicos, elas não são estatisticamente corroboradas. Este facto indica claramente que a opinião dos médicos considerados na categoria de experiência profissional é a mesma.

No que respeita à verificação por dimensão, podemos concluir que os médicos com menos de 10 anos de experiência e os que têm mais de 10 anos de experiência não diferem significativamente no que respeita aos aspectos profissionais. Isto mostra que, embora haja uma diferença notória entre as médias destas categorias de inquiridos, estatisticamente elas não são corroboradas. Este facto indica claramente que a atitude destes médicos em relação aos aspectos profissionais é a mesma.

Os médicos com menos de 10 anos de experiência e os que têm mais de 10 anos de experiência não apresentam diferenças significativas no que respeita aos aspectos relacionados com a saúde. Isto mostra que, embora haja uma diferença notória entre as médias destas categorias de inquiridos, estatisticamente não são corroboradas. Este facto indica claramente que as atitudes dos médicos em relação aos aspectos da saúde são as mesmas.

Os médicos com menos de 10 anos de experiência e os que têm mais de 10 anos de experiência não apresentam diferenças significativas em termos económicos. Isto mostra que, embora haja uma diferença notória entre as médias destas categorias de inquiridos, estatisticamente não são corroboradas. Isto indica claramente que as atitudes dos médicos em relação aos aspectos económicos são as mesmas.

Os médicos com menos de 10 anos de experiência e os que têm mais de 10 anos de experiência não apresentaram diferenças significativas no que respeita aos aspectos sociais e jurídicos. Isto mostra que, embora haja uma diferença notável entre as médias destas categorias de inquiridos, estatisticamente não são corroboradas. Este facto indica claramente que as atitudes dos médicos em relação aos aspectos sociais e jurídicos são as mesmas.

Conclui-se que o número de pacientes atendidos por dia pelos médicos não difere significativamente na sua atitude em relação aos medicamentos genéricos. Isto mostra que, embora exista uma diferença notória entre estas categorias de médicos, ela não é estatisticamente corroborada. Este facto indica claramente que a opinião dos médicos, considerada em termos do número de doentes atendidos por dia, é a mesma.

No que respeita à verificação por dimensão, pode concluir-se que os médicos que examinam menos e mais de 30 doentes por dia não apresentam diferenças significativas no que respeita aos aspectos profissionais. Isto mostra que, embora haja uma diferença notória entre as médias destas categorias de inquiridos, estatisticamente elas não são corroboradas. Este facto indica claramente que a atitude destes médicos em relação aos aspectos profissionais é a mesma.

Os médicos examinam diariamente pacientes com menos de 30 anos e com mais de 30 anos, mas as suas opiniões sobre os aspectos relacionados com a saúde diferem significativamente. O valor médio obtido pelos médicos que examinam doentes com menos de 30 anos é inferior ao dos médicos que examinam doentes com mais de 30 anos no que respeita à sua opinião sobre aspectos relacionados com a saúde.

Os médicos que examinam menos de 30 pacientes por dia e os que examinam mais de 30 pacientes por dia apresentam diferenças significativas em termos de aspectos económicos. Isto mostra que o valor médio obtido pelos médicos que examinaram menos de 30 doentes por dia é superior ao valor médio obtido pelos médicos que examinaram mais de 30 doentes por dia.

Os médicos que atendem menos de 30 doentes por dia e os que atendem mais de 30 doentes por dia apresentam diferenças significativas em termos de aspectos sociais e jurídicos. Isto mostra que o valor médio obtido pelos médicos que atendem menos de 30 pacientes por dia é inferior ao valor médio obtido pelos médicos que atendem mais de 30 pacientes por dia.

Conclusão:

Depois de aplicar o tratamento estatístico necessário aos dados obtidos de acordo com os aspectos e as variáveis, o investigador analisou os resultados do estudo em pormenor no capítulo seguinte, Síntese e conclusões.

6 RESUMO E CONCLUSÕES

Os medicamentos genéricos são opções importantes que proporcionam um melhor acesso aos cuidados de saúde a todos os indianos. São cópias dos medicamentos de marca e são idênticos a estes em termos de forma de dosagem, segurança, posologia, via de administração, qualidade, caraterísticas de desempenho e utilização prevista.

Atualmente, quase oito em cada dez receitas médicas aviadas na Índia são de medicamentos de marca. A utilização de medicamentos genéricos é extremamente baixa devido ao facto de alguns medicamentos populares já não estarem protegidos por uma patente.

Os medicamentos genéricos são geralmente vendidos a preços muito mais baixos do que os seus equivalentes de marca. Uma das razões para o preço relativamente baixo dos medicamentos genéricos é o facto de a concorrência entre produtores aumentar quando os medicamentos deixam de estar protegidos por patentes. As empresas incorrem em menos custos na criação de medicamentos genéricos (apenas o custo de fabrico, em vez de todos os custos de desenvolvimento e ensaio) e podem, por conseguinte, manter a sua rentabilidade a um preço mais baixo. Os preços são suficientemente baixos para que os utilizadores de muitos países menos prósperos os possam pagar.

O MCI explica que um medicamento genérico é uma cópia com a mesma qualidade, força, pureza e estabilidade que o medicamento de marca. Os fabricantes de genéricos produzem medicamentos mais baratos porque não investem dinheiro em investigação e desenvolvimento ou em marketing e podem transferir as poupanças para os consumidores.

Os profissionais de saúde e os consumidores podem ter a certeza de que os medicamentos genéricos aprovados pelo MCI (Conselho Médico da Índia) cumprem as mesmas normas rigorosas que o medicamento original. Todos os medicamentos genéricos aprovados pelo MCI e pela Associação do Conselho Médico Indiano (IMCA) têm a mesma qualidade, força, pureza e estabilidade que os medicamentos de marca. Além disso, os locais de fabrico, embalagem e ensaio dos medicamentos genéricos devem cumprir as mesmas normas de qualidade que as dos medicamentos de marca.

Os medicamentos genéricos são um instrumento fundamental para os governos apoiarem os seus sistemas de saúde e controlarem as despesas farmacêuticas. Esta contribuição dos medicamentos genéricos para a sustentabilidade dos sistemas de saúde pública foi reconhecida por fóruns farmacêuticos de alto nível: "Os medicamentos genéricos permitem obter tratamentos semelhantes a um custo inferior para os doentes e para os pagadores, libertando simultaneamente orçamentos para o financiamento de novos medicamentos inovadores". A Organização Mundial de Saúde (OMS) sublinha igualmente o potencial de poupança que pode ser obtido através da substituição do consumo de produtos de marca por equivalentes genéricos.

Este facto realça a importância de se obter uma visão dos preços dos medicamentos genéricos na Índia, onde a fixação de preços é uma responsabilidade nacional dos Estados-Membros e do governo indiano. O objetivo do presente estudo é analisar a utilização de medicamentos genéricos na Índia. Para o efeito, fornecerá dados sobre os níveis de preços dos medicamentos genéricos na Índia e os factores que os influenciam, bem como uma panorâmica da literatura internacional sobre as políticas de preços dos genéricos e o seu impacto. No que respeita às políticas de preços dos genéricos, este estudo centra-se no questionário de opinião dos médicos da cidade de Vizianagaram relativamente à prescrição de genéricos e ao seu impacto na sua profissão.

A saúde é o departamento mais negligenciado e discreto da política, no qual nenhum político ambicioso quer tocar. Há algum tempo, uma destacada política do Congresso terá amuado durante muito tempo quando foi nomeada ministra da Saúde. Tanto a UPA como a NDA confiaram o ministério a aliados ligeiros e de segunda categoria, cuja principal ocupação era a aprovação de faculdades de medicina e a definição de políticas para ajudar as indústrias farmacêuticas e os hospitais a obterem lucros. Foi esta negligência que deu origem a um sector de saúde privado em expansão e mal regulado e ao colapso do sector público.

Vale a pena salientar aqui que nem todos os problemas poderiam ser abordados numa única apresentação. De facto, o estudo limita-se a uma abordagem proximal e a um conteúdo específico. Por conseguinte, o presente estudo, tendo em conta tudo o que precede, é e propõe-se estudar ***"Utilização de medicamentos genéricos - questionário dos médicos no distrito de Vizianagaram".***

Âmbito do estudo :

O distrito de Vizianagaram é reconhecido pelo Governo do Estado como um dos distritos mais carenciados de Andhra Pradesh. A maior parte do distrito é constituída por zonas remotas, muitas das quais não dispõem de meios de transporte básicos. Além disso, a maioria das aldeias remotas está nas mãos de grupos de elementos anti-sociais, o que tem por efeito perturbar a extensão das actividades sociais, incluindo os serviços de saúde, às pessoas inocentes que residem nessas zonas. Para além disso, a pobreza extrema que prevalece nestas zonas faz com que os habitantes não consigam atingir um nível mínimo de saúde e de riqueza. Muitas vezes, em consequência da fome neste distrito, os padrões de saúde deterioram-se dia após dia, reduzindo a sua duração de vida, bem como o progresso económico.

Cada vez mais médicos prescrevem medicamentos de marca em vez de genéricos, o que está a ter um impacto na economia da população, em especial na dos mais desfavorecidos. Por várias razões, as pessoas no nosso país sofrem frequentemente de problemas de saúde, mas os tratamentos médicos e a compra de medicamentos estão fora do alcance da classe média e dos mais desfavorecidos.

Com estas questões em mente, o investigador recolheu um questionário de opinião aleatório junto dos médicos deste distrito para averiguar qualquer preferência na utilização de medicamentos genéricos neste distrito. Antes de abordar este problema, é essencial estudar relatórios, artigos e investigações anteriores relacionados com esta questão.

Arson,S.Kesselheim (2008) estudou "a equivalência clínica dos medicamentos genéricos e de marca utilizados nas doenças cardiovasculares". O autor revelou que a utilização de medicamentos genéricos, que são bioequivalentes aos medicamentos de marca, pode ajudar a limitar as despesas com medicamentos sujeitos a receita médica.

Benjamin F. Banahan & E.M. Kolassa (1997) estudaram "A Physician Survey of Generic Drugs and Substitution of Critical Does Medications". Este estudo revela que a substituição de genéricos se tornou uma prática comum desde o final da década de 1970.

Franceso Dentali e outros (2012) analisaram "Brand Name Versus Generic Warfarin: A Systematic Review of the Literature". A utilização de medicamentos genéricos tem-se tornado cada vez mais comum na prática clínica. No entanto, para medicamentos com um índice terapêutico estreito, como a varfarina, a definição de bioequivalência pode suscitar preocupações.

Os resultados da nossa revisão sistemática sugerem que os produtos genéricos de varfarina podem ser tão seguros e eficazes como os produtos de marca e que estes doentes podem ser tratados com segurança com estes produtos. No entanto, pode ser razoável uma monitorização mais rigorosa quando se muda de marca, uma vez que podem ser observadas variações na resposta individual ao INR.

Gin Nie Chua e outros (2010) estudaram "A Survey Exploring Knowledge and Perceptions of General Practitioners towards the use of generic medicines in Northern State of Malaysia" (Um inquérito que explora os conhecimentos e as percepções dos médicos de clínica geral relativamente à utilização de medicamentos genéricos no Estado do Norte da Malásia). O objetivo deste estudo era avaliar os conhecimentos e as percepções dos médicos de clínica geral [7] relativamente à utilização de medicamentos genéricos no Estado do Norte da Malásia.

Kiran R.Giri; Swanand Pathak; Reena R.Giri; Kamlesh Palandurkar; Sangita Totade; Rajesh Jha & SS Patel (2012) estudaram "Need of Medicines information OPD in Tertiary Health Care Settings: A Cross Sectional Study" (Necessidade de um serviço de informação sobre medicamentos em contextos de cuidados de saúde terciários: um estudo transversal). Os autores concluíram, em última análise, que um serviço de informação sobre medicamentos clinicamente relevante, atualizado, específico do utilizador, independente, objetivo e imparcial é essencial para a utilização adequada dos medicamentos e pode ajudar significativamente o público em geral em muitos dos problemas que enfrenta.

M.Sreelata (2013) revelou este facto no seu artigo intitulado "Lack of access to technology hinders detection of substandard medicines" (A falta de acesso à tecnologia dificulta a deteção de medicamentos de qualidade inferior). Segundo a autora, os medicamentos falsificados e de qualidade inferior põem em perigo a saúde pública e o seu fabrico e venda são dos crimes mais fáceis de cometer, mas os menos detectados a nível internacional.

Nabil Abdo Al-Gedadi & Mohammad Azami Hassali (2009) estudaram "Pharmacists Views on Generic Medicines: A Literature Review" (Opiniões dos farmacêuticos sobre os medicamentos genéricos: uma revisão da literatura). O objetivo deste artigo era identificar e rever a literatura sobre as opiniões e práticas dos farmacêuticos relativamente à utilização de medicamentos genéricos.

Objectivos do estudo :

Construção e normalização de um instrumento para medir as atitudes dos médicos no distrito de Vizianagaram.

Estudar a relação significativa entre as dimensões - aspectos profissionais, de saúde, emocionais, sociais e jurídicos.

Estudar a diferença significativa entre as variáveis demográficas e profissionais dos médicos na sua atitude em relação à utilização de medicamentos genéricos.

Pressupostos :

Neste estudo, o investigador propôs as seguintes hipóteses sob a forma de hipóteses nulas para testar os instrumentos em relação aos objectivos acima referidos.

Principais pressupostos :

Não houve diferença significativa entre os inquiridos no que respeita a todas as afirmações sobre a utilização de medicamentos genéricos.

Não houve relação significativa entre as dimensões da escala de atitude baseada em itens em relação aos medicamentos genéricos.

Pressupostos das filiais :

Não se verificaram diferenças significativas entre os inquiridos nas suas atitudes relativamente à utilização de medicamentos genéricos, quando consideradas as seguintes variáveis: sexo, idade, localidade, habilitações, tipo de profissão, tipo de prática, experiência profissional e número de doentes atendidos por dia.

Não se verificaram diferenças significativas entre os inquiridos nas suas atitudes face à utilização de medicamentos genéricos - com base em aspectos profissionais - tendo em conta as seguintes variáveis: sexo, idade, localidade, habilitações, tipo de profissão, tipo de prática, experiência profissional e número de doentes atendidos por dia.

Não houve diferença significativa entre os inquiridos na sua atitude face à utilização de medicamentos genéricos - em termos dos aspectos de saúde tendo em conta as variáveis - sexo, idade, localidade, habilitações, tipo de profissão, tipo de prática, experiência profissional e número de doentes atendidos por dia.

Não se verificaram diferenças significativas entre os inquiridos na sua atitude face à utilização de medicamentos genéricos - no que diz respeito aos aspectos emocionais - quando consideradas as variáveis - sexo, idade, localidade, habilitações, tipo de profissão, tipo de prática, experiência profissional e número de doentes atendidos por dia.

Não se verificaram diferenças significativas entre os inquiridos nas suas atitudes face à utilização de medicamentos genéricos - em termos de aspectos sociais e legais - tendo em conta as variáveis - sexo, idade, localidade, habilitações, tipo de profissão, tipo de prática, experiência profissional e número de doentes atendidos por dia.

Procedimento:

Para testar as hipóteses do estudo, o investigador planeia e executa quatro fases.

A primeira fase consiste em desenvolver e normalizar a escala de atitudes sobre a utilização de medicamentos genéricos.

A segunda fase consiste em medir a escala de atitudes utilizando a escala de autoavaliação acima referida.

Na terceira fase, é adotado um procedimento estatístico adequado para descobrir a relação significativa entre as dimensões da escala de atitudes.

A quarta fase apresenta os procedimentos estatísticos adequados adoptados para descobrir a diferença significativa entre as diferentes variáveis profissionais e demográficas dos diferentes médicos na sua atitude em relação à utilização de medicamentos genéricos.

Pontuações:

Os valores numéricos 1, 2, 3, 4 e 5 foram dados como respostas alternativas, como indicado acima. O número total de respostas foi obtido através da soma dos valores numéricos assinalados para estes 20 pontos. Também foi possível obter valores totais separados para cinco domínios diferentes. A pontuação total da escala situa-se, portanto, entre 20 e 100.

Recolha de dados :

Para recolher os dados, o investigador visitou cada médico e entregou-lhes pessoalmente as escalas. Foi-lhes pedido que registassem os dados na folha de dados demográficos anexa à escala. Também foram aconselhados a não deixar nenhuma parte do instrumento para trás. A maioria dos inquiridos preencheu o instrumento no local e devolveu-o ao entrevistador. Por conseguinte, a recolha do instrumento é registada em conformidade com o procedimento em vigor.

Amostra :

O presente estudo é de proximidade e dispendioso, o que não permite ao investigador encontrar-se com todos os médicos do distrito de Vizianagaram. No entanto, a amostra selecionada para o presente inquérito limita-se a 45 médicos de diferentes categorias e de diferentes localidades.

Categorização das amostras :

A amostragem aleatória foi utilizada para selecionar a amostra para este estudo. O estudo teve em conta variáveis como a idade, a localidade, a qualificação, o tipo de profissão, o tipo de prática, a experiência profissional e o número de pacientes atendidos por dia.

Descrição da ferramenta :

No presente estudo, é utilizada a Escala de Atitudes dos Médicos em relação aos Medicamentos Genéricos. A Escala de Atitudes dos Médicos em relação aos Medicamentos Genéricos de Prasad & Surya, 2013, foi concebida e desenvolvida pelo Dr. V.S.Prasad, M.B.B.S., e pelo Dr. N.V.S.Suryanarayana, M.Sc., M.Ed., Ph.D., e é constituída por 20 itens que abrangem quatro domínios, nomeadamente aspectos profissionais, aspectos relacionados com a saúde, aspectos económicos e aspectos sociais e jurídicos.

Administração de ferramentas :

Depois de desenvolver e normalizar o instrumento, as atitudes dos médicos em relação aos medicamentos genéricos neste estudo, seguindo o procedimento sugerido por John, W.Best e James V.Khan, a nova escala final foi preparada para o estudo final e para ser administrada com instruções específicas. Cada afirmação deste instrumento é acompanhada por "concordo totalmente", "concordo", "neutro", "discordo" e "discordo totalmente". Este instrumento foi administrado a médicos registados na cidade de Vizianagaram e arredores, no distrito de Vizianagaram.

Limitações da investigação :

O estudo limita-se aos médicos registados na cidade de Vizianagaram e arredores, no distrito de Vizianagaram.

Para medir as atitudes dos médicos, é utilizada a escala normalizada "Prasad & Suryas' Doctors' Attitude Scale on Generic Drugs".

Entre as várias dimensões utilizadas para medir a escala de atitudes, os aspectos profissionais, os aspectos de saúde, os aspectos económicos, os aspectos sociais e os aspectos sociais e legais são tidos em conta para medir as atitudes dos médicos em relação aos medicamentos genéricos.

De entre as muitas variáveis, este estudo limita-se a variáveis como a idade, a localidade, a qualificação profissional, o tipo de profissão, a experiência profissional e o número de doentes atendidos por dia.

Conclusões:

As implicações dos resultados são analisadas e interpretadas em relação ao problema do presente estudo imediatamente após cada hipótese ter sido testada. A análise dos resultados de qualquer estudo deve basear-se num tratamento estatístico adequado. As medições das variáveis efectuadas neste estudo devem ser apresentadas de forma clara e precisa; os resultados são analisados e apresentados em três partes. A primeira parte é consagrada ao teste das principais hipóteses relativas ao problema de investigação para o conjunto dos 20 elementos. A segunda parte é dedicada ao teste da hipótese principal relativa à dimensão em relação ao problema de investigação, enquanto a terceira parte é dedicada ao teste da hipótese subsidiária relativa à significância da diferença entre os inquiridos em relação à dimensão e à variável.

O objetivo do estudo era medir a atitude dos médicos de Vizianagaram em relação aos medicamentos genéricos. Os dados foram obtidos dos inquiridos através de um questionário de opinião distribuído a 45 médicos registados e foi aplicado um tratamento estatístico aos dados obtidos dos inquiridos para medir a atitude em relação aos medicamentos genéricos. Após o tratamento estatístico, obtiveram-se os seguintes resultados

Verificou-se que os médicos têm uma opinião muito favorável à afirmação n.º 20 - "Concordo que os doentes manifestam um elevado grau de satisfação com os medicamentos genéricos", seguindo-se as afirmações numeradas por ordem cronológica preferencial 2, 13, 3, 1, 5, 14, 9, 7, 11, 6, 16, 8, 18, 10, 12, 4, 17, 19 e a menor preferência pela afirmação n.º 15 - "Concordo que a utilização de medicamentos genéricos tem consequências negativas para a saúde pública e para a economia". Isto indica que a atitude média global dos médicos que prescrevem medicamentos genéricos aos seus doentes é positiva.

Existe uma relação positiva e significativa entre as dimensões das atitudes dos médicos. Os valores de "r" obtidos para todas as dimensões estão substancialmente correlacionados. Por conseguinte, a hipótese é rejeitada.

Além disso, conclui-se também que os "aspectos profissionais", em relação à atitude total dos médicos, ocupam o primeiro lugar (0,61), seguidos dos aspectos económicos (0,59), dos aspectos sociais e jurídicos (0,55) e dos aspectos relacionados com a saúde (0,52). Estas pontuações mostram que se trata de um valor elevado e positivo.

No que diz respeito aos "aspectos de saúde", os "aspectos económicos" (0,41) ocupam o primeiro lugar e são moderadamente positivos, seguidos da "atitude total dos médicos" (0,38) e dos "aspectos sociais e jurídicos" (0,37), que são fracamente positivos.

Em termos de "aspectos económicos" em comparação com os "aspectos sociais e jurídicos" (0,43), estes ocupam o primeiro lugar, enquanto a "atitude total dos médicos" (0,41) ocupa o segundo lugar na ordem de preferência, o que é moderadamente positivo.

Em termos de "aspectos sociais e jurídicos", em comparação com a "atitude total dos médicos" (0,59), o resultado é positivamente elevado.

Podemos concluir que a atitude dos médicos com mais de 45 anos relativamente à utilização de medicamentos genéricos é superior à dos médicos com menos de 45 anos.

Em termos de verificação por dimensão, podemos concluir que os médicos com mais de 45 anos têm uma melhor opinião do que os seus homólogos, ou seja, os médicos com menos de 45 anos, no que diz respeito aos aspectos profissionais.

Os médicos com menos de 45 anos têm uma melhor opinião sobre os aspectos relacionados com a saúde do que os médicos com mais de 45 anos.

Os médicos com menos de 45 anos têm uma melhor opinião sobre os aspectos económicos do que os médicos com mais de 45 anos.

Não existem diferenças significativas entre os médicos com menos de 45 anos e os médicos com mais de 45 anos no que respeita aos aspectos sociais e jurídicos.

Conclui-se que a atitude dos médicos das localidades rurais em relação à utilização de medicamentos genéricos é inferior à dos médicos das localidades urbanas.

No que respeita à verificação por dimensão, conclui-se que os médicos das zonas rurais e urbanas não diferem significativamente. Isto mostra que, embora haja uma diferença notória entre as médias destas categorias de inquiridos, estatisticamente elas não são corroboradas. Este facto indica claramente que as atitudes dos médicos em relação às questões profissionais são as mesmas.

Não se registou uma diferença significativa entre os médicos das zonas rurais e das zonas urbanas. Isto mostra que, embora exista uma diferença notória entre as médias destas categorias de inquiridos, estas não são estatisticamente corroboradas. Este facto indica claramente que as atitudes dos médicos em relação a questões relacionadas com a saúde são as mesmas.

Não se registou uma diferença significativa entre os médicos das zonas rurais e das zonas urbanas. Isto mostra que, embora haja uma diferença notável entre as médias destas categorias de inquiridos, elas não são estatisticamente corroboradas. Isto indica claramente que as atitudes dos médicos em relação às questões económicas são as mesmas.

Não se registou uma diferença significativa entre os médicos das zonas rurais e das zonas urbanas. Isto mostra que, embora haja uma diferença notável entre as médias destas categorias de inquiridos, elas não são estatisticamente corroboradas. Este facto indica claramente que as atitudes dos médicos em relação às questões sociais e jurídicas são as mesmas.

Pode concluir-se que os médicos das zonas rurais e urbanas não apresentam diferenças significativas nas suas atitudes em relação aos medicamentos genéricos. Isto mostra que, embora exista uma diferença notória entre estas categorias de médicos, ela não é estatisticamente corroborada. Este facto indica claramente que a opinião dos médicos considerados como pertencentes à categoria de qualificação é a mesma.

No que respeita à verificação por dimensão, conclui-se que os médicos licenciados e os médicos pós-graduados não apresentam diferenças significativas. Isto mostra que, embora haja uma diferença notória entre as médias destas categorias de inquiridos, elas não são estatisticamente corroboradas. Este facto indica claramente que as atitudes dos médicos em relação aos aspectos profissionais são as mesmas.

Existem diferenças significativas entre os médicos com um MBA e os médicos com um diploma de pós-graduação. Os médicos com um M.B.B.S. têm uma média mais elevada do que os médicos com uma pós-graduação em aspectos relacionados com a saúde.

Os médicos com um M.B.B.S. e os médicos com um diploma de pós-graduação diferem significativamente em termos de aspectos económicos. Os médicos pós-graduados têm uma média mais elevada do que os médicos com mestrado e os médicos pós-graduados.

Não se registaram diferenças significativas entre os licenciados em medicina e os licenciados em medicina. Isto mostra que, embora haja uma diferença notável entre as médias destas categorias de inquiridos, elas não são estatisticamente corroboradas. Este facto indica claramente que as atitudes dos médicos em relação às questões sociais e jurídicas são as mesmas.

Conclui-se que os médicos individuais e os médicos assalariados diferem significativamente na sua atitude em relação aos medicamentos genéricos. Os médicos têm um valor médio mais baixo do que os cirurgiões.

No que respeita à verificação por dimensão, conclui-se que - os médicos e os cirurgiões diferem significativamente no que respeita aos aspectos profissionais. Os médicos têm um valor médio inferior ao dos cirurgiões.

Os médicos e os cirurgiões não apresentam qualquer diferença significativa nos aspectos relacionados com a saúde. Isto mostra que, embora haja uma diferença notória entre as médias obtidas pelos inquiridos nestas categorias, elas não são estatisticamente corroboradas. Este facto indica claramente que os médicos considerados na categoria Tipo de profissão têm a mesma opinião.

Os médicos e os cirurgiões diferem significativamente no que diz respeito aos aspectos económicos. O valor médio obtido pelos médicos é mais elevado do que o obtido pelos cirurgiões.

Os médicos e os cirurgiões apresentam diferenças significativas no que respeita aos aspectos sociais e jurídicos. O valor médio obtido pelos médicos é superior ao obtido pelos cirurgiões.

Conclui-se que os médicos individuais e assalariados não diferem significativamente na sua atitude em relação aos medicamentos genéricos. Este facto mostra que, embora exista uma diferença notória entre estas categorias de médicos, ela não é estatisticamente corroborada. Este facto indica claramente que a opinião dos médicos considerados na categoria Tipo de profissão é a mesma.

No que respeita à verificação por dimensão, conclui-se que - os particulares e os médicos assalariados não apresentam diferenças significativas. Isto mostra que, embora haja uma diferença notória entre as médias destas categorias de inquiridos, estatisticamente não são corroboradas. Este facto indica claramente que as atitudes dos médicos em relação às questões profissionais são as mesmas.

Não se registou uma diferença significativa entre médicos individuais e médicos assalariados. Isto mostra que, embora exista uma diferença notória entre as médias destas categorias de inquiridos, estas não são estatisticamente corroboradas. Este facto indica claramente que as atitudes dos médicos em relação a questões relacionadas com a saúde são as mesmas.

Os médicos individuais e os médicos assalariados apresentam diferenças significativas. O valor médio obtido pelos médicos em nome individual é inferior ao dos médicos assalariados no que se refere aos aspectos económicos.

Não existem diferenças significativas entre médicos individuais e médicos assalariados no que respeita aos aspectos sociais e jurídicos.

Pode concluir-se que os médicos com diferentes experiências profissionais não diferem significativamente na sua atitude em relação aos medicamentos genéricos. Este facto mostra que, embora existam diferenças notórias entre estas categorias de médicos, elas não são estatisticamente corroboradas. Este facto indica claramente que a opinião dos médicos considerados na categoria de experiência profissional é a mesma.

No que respeita à verificação por dimensão, podemos concluir que os médicos com menos de 10 anos de experiência e os que têm mais de 10 anos de experiência não diferem significativamente no que respeita aos aspectos profissionais. Isto mostra que, embora haja uma diferença notória entre as médias destas categorias de inquiridos, estatisticamente elas não são corroboradas. Este facto indica claramente que a atitude destes médicos em relação aos aspectos profissionais é a mesma.

Os médicos com menos de 10 anos de experiência e os que têm mais de 10 anos de experiência não apresentam diferenças significativas no que respeita aos aspectos relacionados com a saúde. Isto mostra que, embora haja uma diferença notória entre as médias destas categorias de inquiridos, estatisticamente não são corroboradas. Este facto indica claramente que as atitudes dos médicos em relação aos aspectos da saúde são as mesmas.

Os médicos com menos de 10 anos de experiência e os médicos com mais de 10 anos de experiência não apresentam diferenças significativas em termos económicos. Isto mostra que, embora haja uma diferença notória entre as médias destas categorias de inquiridos, estatisticamente não são corroboradas. Isto indica claramente que as atitudes dos médicos em relação aos aspectos económicos são as mesmas.

Os médicos com menos de 10 anos de experiência e os que têm mais de 10 anos de experiência não apresentaram diferenças significativas no que respeita aos aspectos sociais e jurídicos. Isto mostra que, embora haja uma diferença notória entre as médias destas categorias de inquiridos, estatisticamente não são corroboradas. Este facto indica claramente que as atitudes dos médicos em relação aos aspectos sociais e jurídicos são as mesmas.

Conclui-se que o número de pacientes atendidos por dia pelos médicos não difere significativamente na sua atitude em relação aos medicamentos genéricos. Isto mostra que, embora exista uma diferença notória entre estas categorias de médicos, ela não é estatisticamente corroborada. Este facto indica claramente que a opinião dos médicos, considerada em termos do número de doentes atendidos por dia, é a mesma.

No que respeita à verificação por dimensão, pode concluir-se que os médicos que examinam menos e mais de 30 doentes por dia não apresentam diferenças significativas no que respeita aos aspectos profissionais. Isto mostra que, embora haja uma diferença notória entre as médias destas categorias de inquiridos, estatisticamente elas não são corroboradas. Este facto indica claramente que a atitude destes médicos em relação aos aspectos profissionais é a mesma.

Os médicos examinam diariamente pacientes com menos de 30 anos e com mais de 30 anos, mas as suas opiniões sobre os aspectos relacionados com a saúde diferem significativamente. O valor médio obtido pelos médicos que examinam pacientes com menos de 30 anos é inferior ao dos médicos que examinam pacientes com mais de 30 anos no que respeita à sua opinião sobre os aspectos relacionados com a saúde.

Os médicos que examinam menos de 30 pacientes por dia e os que examinam mais de 30 pacientes por dia apresentam diferenças significativas em termos de aspectos económicos. Isto mostra que o valor médio obtido pelos médicos que examinaram menos de 30 doentes por dia é superior ao valor médio obtido pelos médicos que examinaram mais de 30 doentes por dia.

Os médicos que examinam menos de 30 pacientes por dia e os que examinam mais de 30 pacientes por dia apresentam diferenças significativas em termos de aspectos sociais e jurídicos. Isto mostra que o valor médio obtido pelos médicos que examinam menos de 30 pacientes por dia é inferior ao valor médio obtido pelos médicos que examinam mais de 30 pacientes por dia.

Implicações para a investigação :

O estudo global revelou que os inquiridos deram a maior prioridade à afirmação 20 - "Concordo que os doentes expressam um elevado nível de satisfação com os medicamentos genéricos"; enquanto a menor preferência foi dada à afirmação 15 - "Ser obrigado a prescrever genéricos para medicamentos com índices terapêuticos estreitos aumentará a minha exposição a acções judiciais". Os cientistas da biotecnologia e os fabricantes de produtos farmacêuticos também manifestaram satisfação com os medicamentos genéricos. Os cientistas da biotecnologia e as agências farmacêuticas devem examinar a atitude dos médicos no interesse da saúde pública e do bem-estar.

As atitudes dos médicos em relação aos aspectos profissionais, de saúde, económicos, sociais e jurídicos são positivas. A atitude dos médicos em relação aos aspectos profissionais, em relação à atitude total dos médicos, é elevada, enquanto o aspeto da saúde, em relação aos aspectos sociais, é baixo. Os organismos públicos devem examinar estes aspectos, eliminar os obstáculos à produção de medicamentos genéricos e incentivar os médicos a prescreverem estes medicamentos no interesse do bem-estar e da saúde pública.

As atitudes dos médicos foram examinadas em relação a variáveis selecionadas, como a idade, a localidade, a qualificação profissional, o tipo de prática, a experiência profissional e o número provável de doentes atendidos num dia.

Existem diferenças significativas nas atitudes dos médicos em relação à sua profissão, à saúde e à economia em função da idade. Por conseguinte, é necessário examinar as causas dessas diferenças para permitir que os médicos exerçam a sua profissão de forma mais eficaz.

No que se refere à atitude dos médicos que têm em conta a localidade nos aspectos profissionais, sanitários, económicos, sociais e jurídicos, a opinião é a mesma. No entanto, os organismos oficiais devem encorajar os farmacêuticos e os médicos, proporcionando-lhes mais facilidades.

No que diz respeito à atitude dos médicos que têm em conta as qualificações em termos de aspectos profissionais, sanitários, sociais e jurídicos, a opinião é a mesma, ao passo que, no que se refere aos aspectos económicos, as pessoas interrogadas têm opiniões muito divergentes. Os organismos oficiais deveriam flexibilizar as condições ou reduzir os impostos para permitir que os farmacêuticos produzam medicamentos genéricos a preços razoáveis.

No que diz respeito à atitude dos médicos, tendo em conta o tipo de profissão, os aspectos profissionais, económicos, sociais e jurídicos diferem significativamente, enquanto os aspectos relacionados com a saúde são objeto de uma mesma opinião. Os cientistas da biotecnologia, bem como os médicos e os profissionais de saúde, estão de acordo sobre este ponto. Os cientistas da biotecnologia e os serviços médicos e de saúde devem dar prioridade absoluta à identificação e à resolução dos problemas.

No que diz respeito à atitude dos médicos que têm em conta o tipo de prática, no que se refere aos aspectos profissionais, sanitários, sociais e jurídicos, têm a mesma opinião, ao passo que, no que se refere aos aspectos económicos, as pessoas interrogadas têm opiniões muito divergentes. Os organismos oficiais deveriam flexibilizar as condições ou reduzir os impostos para permitir que os médicos receitem medicamentos genéricos aos seus pacientes.

No que se refere à atitude dos médicos que têm em conta a experiência profissional em relação aos aspectos profissionais, sanitários, económicos, sociais e jurídicos, todos são da mesma opinião. No entanto, os organismos oficiais deveriam esforçar-se por encorajar os médicos a prescreverem medicamentos genéricos.

As atitudes dos médicos em relação ao número provável de pacientes atendidos por dia diferem significativamente em termos de saúde, económicos, sociais e legais. A maioria dos médicos que atendem mais de 30 pacientes por dia concorda em prescrever medicamentos genéricos aos seus pacientes, enquanto alguns médicos atribuem menos importância à prescrição de medicamentos genéricos aos seus pacientes por razões profissionais.

BIBLIOGRAFIA

Arson,S.Kesselheim (2008), "Clinical Equivalence of Generic and BrandName Drugs used in Cardiovascular Disease", The Journal of American Medical Association, Vol.300, No.21, Pp.2514 - 2526).

Franceso Dentali et al (2012) analisaram "Brand Name Versus Generic Warfarin: A Systematic Review of the Literature", Pharma Cotherapy, Vol.31, Issue:4, 386 - 393.

Gin Nie Chua ; Mohammad Azmi Hassali ; Asrul A km ar Saha fie et AhmedAwaisu (2010) estudaram "A Survey Exploring Knowledge and Perceptions of General Practitioners towards the use of generic medicines in Northern State of Malaysia" ELSEVIER, Health Policy, Vol.95, Pp.229 - 235).

Hassali MA; Shafie AA; Jamshed S; Ibrahim MI e A waisu A. (2009), "Consumers' views on Generic Medicines: A Review of the Literature", International Journal of Pharma Practitioners, Vol.17, No.2, Pp.79 - 88, 2009).

Julie Eve Desmarais ; Linda Beauclair e Howard C. Margolese (2010) estudaram "Switching from Brand-Name to Generic Psychotropic Medications A Literature Review", CNS NeroScience & Therapeutics, Vol.17, Issue 6, Pp.750 - 760).

Kiran R.Giri ; Swanand Pathak ; Reena R.Giri ; Kamlesh Palandurkar ; Sangita Totade ; Rajesh Jha & SS Patel (2012), "Need of Medicines information OPD in Tertiary Health Care Settings : A Cross Sectional Study", JAMA Internal Medicine, Vol.157, No.18, Oct.1997)

Ki ran R.Giri ; Swanand Pathak ; Reena R.Giri ; Kamlesh Palandurkar ; angita Totade ; Rajesh J ha & SS Patel (2012), "Need of Medicines information OPD in Tertiary Health Care Settings : A Cross Sectional Study", International Journal of Medical Science - Public Health, Vol. 1,No.2, Pp.121 - 126, 2012).

M.Sreelata (2013), "Lack of access to technology 'hampers detection of substandard drugs'", AlertNet, 21 Feb.2013

Mayur Chaudhar, Jayakaran Charan (2013), "Prescription of Generic Drugs", National Journal of Physiological Pharma Pharmacol, (Vol. 13, No.3(1), Pp.1 - 3, 2013).

Nabil Abdo Al-Gedadi & Mohammad Azami Hassali (2009) investigam "Pharmacists Views on Generic Medicines: A Review of Literature", Journal of Generic Medicines, Vol.5, NO.3, Pp.219 - 218.

Patel A ; Gauld R. ; Norris P & Rades T (2010), "This body does not want free medicines" : South African Consumer perceptions of drug quality", Hournal of Health Policy Plan, Vol.25, No.1, Pp.61 - 69, 2010

S.Cooper & R. Endacott (2007), "Generic Qualitative Research: A design for Qualitative research in emergency care, Emergency Medicine Journal, Vol.24, No.12, Dec.2007

Editorial ***do The Hindu***, Thiruvananthapuram, 18 de fevereiro de 2013

DADOS DEMOGRÁFICOS

1. Nome do médico :
2. Localização da farmácia :
3. Qualificações profissionais :
4. Quer se trate de um médico ou de um cirurgião :
5. Experiência profissional :
6. Número provável de doentes
   uma visita ao dispensário :

ESCALA DE ATITUDE DOS MÉDICOS DE PRASAD & SURYA SOBRE MEDICAMENTOS GENÍRICOS" - 2013

Instruções :

Leia cada uma das afirmações e assinale com um círculo a categoria de resposta fornecida ao lado de cada afirmação em que concorda. Os pormenores da categoria de resposta são apresentados abaixo:
(1) SA: Concordo totalmente; (2) A: Concordo; (3) UD: Indeciso ;
(4) DA: Discordo; (5) SDA: Discordo totalmente

S.N.	Declaração	1 SA	2 A	3 DU	4 DA	5 SDA
1	Costumo receitar medicamentos genéricos aos meus doentes					
2	Concordo que os medicamentos genéricos e de marca funcionam da mesma forma.					
3	Eu prescrevo medicamentos genéricos aos meus pacientes porque o seu preço é muito mais baixo do que o dos medicamentos de marca.					
4	Concordo que a utilização de medicamentos genéricos tem resultados negativos					

5	Concordo que a utilização de medicamentos genéricos promove a saúde pública no contexto da poupança de dinheiro para as pessoas.					
6	Reconheço que os componentes químicos e a composição dos medicamentos genéricos são menos eficazes do que os dos medicamentos de marca.					
7	Concordo que a prescrição de medicamentos genéricos tem um impacto negativo nas minhas capacidades profissionais.					

S.N.	Declaração	1 SA	2 A	3 DU	4 DA	5 SDA
8	Aceito que "a minha receita com medicamentos genéricos" apresentada a outro médico possa ter um efeito negativo nas minhas capacidades profissionais.					
9	Não acredito nos medicamentos genéricos porque o seu preço é demasiado baixo em comparação com os medicamentos de marca.					
10	Concordo em ser indulgente com os meus doentes se lhes oferecer medicamentos genéricos.					
11	Concordo que os medicamentos genéricos funcionam da mesma forma que os outros medicamentos de marca comuns.					
12	Aceito ser indulgente com os farmacêuticos/drogarias se prescrever medicamentos genéricos.					
13	Reconheço que a composição química dos medicamentos genéricos não é a mesma que a dos medicamentos de marca.					
14	Concordo que também eu uso medicamentos genéricos e que os meus familiares também o fazem.					
15	Reconheço que a utilização de medicamentos genéricos tem consequências negativas para a saúde pública e para a economia.					
16	A prescrição de medicamentos genéricos pode levar à sua substituição pelo farmacêutico ou droguista.					

17	Não estou preparado para prescrever medicamentos genéricos, mesmo que os organismos oficiais o tornem obrigatório.					
18	Reconheço que a utilização de medicamentos genéricos conduz frequentemente a grandes perdas para os fabricantes de medicamentos de marca.					
19	Reconheço que a prescrição de medicamentos genéricos é um teste para a minha profissão.					
20	Concordo que os doentes estão muito satisfeitos com os medicamentos genéricos.					

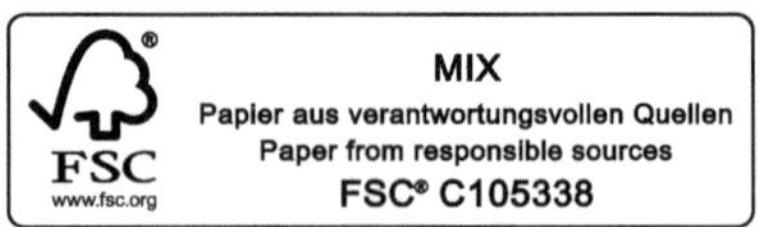

Printed by Books on Demand GmbH, Norderstedt / Germany